Kumari Sony
Veeranna Ramesh
Nirmala Kumari

Ferramentas de diagnóstico avançadas para doenças periodontais

Kumari Sony
Veeranna Ramesh
Nirmala Kumari

Ferramentas de diagnóstico avançadas para doenças periodontais

Diagnóstico Correto: Meia Cura

ScienciaScripts

Imprint
Any brand names and product names mentioned in this book are subject to trademark, brand or patent protection and are trademarks or registered trademarks of their respective holders. The use of brand names, product names, common names, trade names, product descriptions etc. even without a particular marking in this work is in no way to be construed to mean that such names may be regarded as unrestricted in respect of trademark and brand protection legislation and could thus be used by anyone.

Cover image: www.ingimage.com

This book is a translation from the original published under ISBN 978-620-7-45823-3.

Publisher:
Sciencia Scripts
is a trademark of
Dodo Books Indian Ocean Ltd. and OmniScriptum S.R.L publishing group

120 High Road, East Finchley, London, N2 9ED, United Kingdom
Str. Armeneasca 28/1, office 1, Chisinau MD-2012, Republic of Moldova, Europe
Printed at: see last page
ISBN: 978-620-7-79893-3

Conteúdo

1. INTRODUÇÃO

"Estamos no fim do início da investigação sobre as
doenças periodontais humanas
"

- (Dr. Robert Genco)
(13º Congresso Internacional de Investigação Periodontal, Osaka Japão,
1992)[1]

A saúde periodontal é muito vital e tem um papel significativo na longevidade dos padrões humanos e qualquer desvio representado por sangramento gengival ou bolsas periodontais pode prejudicar a própria função, fonética e estética de qualquer indivíduo. As doenças periodontais compreendem um grupo de condições inflamatórias orais crónicas, globalmente prevalecentes, causadas por disbiose microbiana e pela resposta imunitária do hospedeiro. As doenças periodontais, como a gengivite e a periodontite, são condições multifactoriais de origem inflamatória que envolvem interacções complexas entre a microbiota, um hospedeiro suscetível e factores ambientais e epigenéticos contributivos[2] . A periodontite é definida como "uma doença inflamatória dos tecidos de suporte dos dentes causada por microrganismos específicos ou grupos de microrganismos específicos microorganismos, resultando na destruição progressiva do ligamento periodontal e do osso alveolar com formação de bolsas, recessão ou ambos."[3] Tanto a gengivite como a periodontite estão entre as doenças inflamatórias mais comuns diagnosticadas na maior parte da população em todo o mundo. [th]Num estudo recente sobre o peso global das doenças, as doenças periodontais ocupam o 11º lugar entre as doenças prevalecentes no mundo.

O objetivo dos cuidados dentários é proporcionar uma gestão preventiva e terapêutica eficaz e eficiente da periodontite. A concretização deste objetivo requer abordagens orientadas para a gestão do doente e diagnósticos específicos do doente. Os resultados mais eficientes e mais centrados no doente são obtidos através de uma prevenção direccionada para um indivíduo com base nas suas necessidades específicas. Deste modo, a doença será prevenida a um nível que seja significativo para o doente[4]

A palavra "diagnóstico" deriva da palavra grega gnosis - "saber" e dia -

"através". O termo "diagnóstico" é utilizado em medicina para descrever a determinação da natureza de uma doença. Um "diagnóstico" refere-se a ferramentas, procedimentos ou tecnologias que são utilizados nessa determinação. Um teste ou tecnologia de diagnóstico é utilizado para identificar elementos de um processo de doença existente.[4] Os testes de diagnóstico permitem determinar se uma pessoa tem ou não uma doença específica nesse momento. Na prática clínica, a gestão de qualquer doença depende da forma como o médico recolhe a história do doente, seguida de um exame clínico e radiológico pormenorizado e, se necessário, de investigações laboratoriais e consultas. Os dados recolhidos ajudam no diagnóstico e no tratamento da doença.

Embora os parâmetros clínicos como a profundidade de sondagem, o nível de inserção, a hemorragia à sondagem, o índice de placa e a avaliação radiográfica do osso alveolar forneçam informações sobre a gravidade da periodontite, não medem a atividade da doença. Subsequentemente, foram propostos testes microbiológicos, análise da resposta do hospedeiro e análise genética, num esforço para monitorizar e identificar os doentes com elevado risco de periodontite[5].

Um dos objectivos dos procedimentos de diagnóstico periodontal é fornecer informações úteis ao clínico relativamente ao tipo, localização e gravidade da doença periodontal atual. Estes resultados servem de base para o planeamento do tratamento e fornecem dados essenciais durante as fases de manutenção periodontal e de monitorização da doença. Os procedimentos de diagnóstico tradicionais são inerentemente limitados, na medida em que apenas a história da doença, e não o estado atual da doença, pode ser avaliada[6]. As leituras clínicas da perda de inserção pela sonda periodontal e as avaliações radiográficas da perda óssea alveolar medem os danos de episódios passados de destruição e requerem uma alteração de limiar de 2 a 3 mm antes de um local poder ser identificado como tendo sofrido um evento anatómico significativo. Os avanços na investigação do diagnóstico da doença oral e periodontal estão a avançar para métodos em que o risco periodontal pode ser identificado e quantificado através de medidas objectivas, como os biomarcadores[6].

Para o diagnóstico periodontal, o teste de diagnóstico ideal deve ser[7]:

- Quantitativo

- Altamente sensível
- Reprodutível
- Altamente específico
- Simples de executar
- Rápido
- Um procedimento numa ou em duas fases
- Não invasivo
- Versátil em termos de manuseamento, armazenamento e transporte de amostras
- Adequado para utilização em cadeira de rodas
- Económico e
    - Depende de instrumentação simples e robusta.

Anteriormente, o diagnóstico baseava-se em sinais e sintomas físicos, recorrendo aos sentidos. Foi no século VIth que se desenvolveu o diagnóstico sistemático, que era descritivo e consistia num exame físico. Foi no século 18th que surgiram alguns métodos de diagnóstico.

A visão atual da história natural da doença periodontal destrutiva é que a suscetibilidade à doença está relacionada com o indivíduo. Isto significa que a suscetibilidade de uma pessoa e os mecanismos de defesa do hospedeiro são generalizados. No entanto, considera-se que o próprio processo da doença é específico do local e tem uma origem multifatorial, em que os agentes patogénicos periodontais, a resposta do hospedeiro, os factores de risco genéticos, sistémicos e comportamentais interagem para desenvolver o processo da doença. Os métodos actuais de diagnóstico periodontal foram postos em causa em meados da década de 1980 e são uma avaliação dos protocolos de diagnóstico existentes seguidos no final da década de 1980 e na década de 1990. O estímulo foi o reconhecimento de que a periodontite é uma doença específica do local e que a sua história natural ao nível do doente e do local era imprevisível. Na década de 1990, foi produzida uma vasta literatura sobre a utilidade e o valor dos biomarcadores individuais da atividade da doença periodontal, medidos no fluido crevicular gengival[1].

Existem várias questões-chave relativas à tomada de decisões clínicas actuais:

> Como é que os médicos podem avaliar o risco de doença periodontal?

4

> Quais são os métodos laboratoriais e clínicos úteis para a avaliação do risco periodontal? e

> O que é que se pode conseguir através do controlo da doença periodontal utilizando um perfil de risco?

Os factores de risco são considerados modificadores da atividade da doença. Em associação com a suscetibilidade do hospedeiro e uma variedade de condições locais e sistémicas, influenciam o início e a progressão da periodontite e as sucessivas alterações nos biomarcadores.[6]

É necessário o desenvolvimento de novos testes de diagnóstico que possam detetar a presença de doença ativa, prever a progressão futura da doença e avaliar a resposta à terapia periodontal, melhorando assim a gestão clínica dos pacientes periodontais. O diagnóstico das fases activas da doença periodontal e a identificação de pacientes em risco de doença ativa representam desafios para os investigadores e profissionais clínicos.

Também tem havido um foco crescente no desenvolvimento de testes de diagnóstico mais sensíveis e específicos para as doenças periodontais. Espera-se que esses testes permitam ao médico determinar se um doente tem uma doença ativa e que tipo de perda de aderência seria de esperar se o doente não fosse tratado. Além disso, através do desenvolvimento de novos testes de diagnóstico, será possível concentrar mais a terapia no processo da doença[8].

O Instituto Nacional de Investigação Dentária e Craniofacial (EUA) concedeu um financiamento substancial à investigação para desenvolver a saliva como meio de diagnóstico e criou um roteiro para atingir estes objectivos através da utilização de fluidos orais[1].

Uma vez que a periodontite é uma doença complexa sem uma etiologia única, não existe nenhum biomarcador universalmente aceite para o diagnóstico periodontal e a monitorização terapêutica. Assim, o principal desafio consiste em elucidar um painel de biomarcadores que diferencie a saúde da periodontite e, mais importante ainda, a gengivite da periodontite. Estão a ser encorajadas novas inovações no domínio dos biossensores, da nanotecnologia e do proteoma salivar como ferramentas de diagnóstico para determinar o estado de saúde e/ou doença dos pacientes. Atualmente, o objetivo é decifrar o proteoma salivar, mas o futuro aponta para o desenvolvimento de tecnologias de diagnóstico da saliva no local de tratamento para doenças orais como o cancro oral, as cáries e as doenças periodontais. As limitações anteriores ao desenvolvimento de testes de biomarcadores salivares no local de prestação de cuidados incluíam a falta de tecnologias adaptáveis à aplicação em cadeiras e <u>a incapacidade de analisar múltiplos biomarcadores em amostras individuais.</u> A era proteómica tornou este último objetivo exequível e os avanços nas modernas tecnologias de diagnóstico tornaram a sua aplicação no local de prestação de cuidados uma proposta realista. É evidente que a existência de múltiplos biomarcadores melhorará a sensibilidade, a especificidade e a exatidão do diagnóstico dos testes realizados junto dos doentes, e os primeiros estudos que envolvem combinações de biomarcadores nas chamadas plataformas "lab-on-a-chip" são promissores[9]. Uma vez estabelecidos os painéis de biomarcadores, o seu agrupamento em testes próximos do doente deverá ser um processo relativamente rentável[1].

Os diagnósticos periodontais são determinados através da análise das informações recolhidas durante um exame periodontal. É então tomada uma decisão relativamente à categoria de doença que está mais estreitamente associada ao estado clínico do paciente. As informações recolhidas rotineiramente durante um exame periodontal incluem dados demográficos (por exemplo, idade, sexo, etc.), historial médico, historial de problemas periodontais anteriores e actuais, medições da sonda periodontal (ou seja, profundidades de sondagem, perda de inserção clínica, etc.), achados radiográficos e características ou observações clínicas diversas (por exemplo, inflamação gengival, placa/cálculo, mobilidade, problemas oclusais). Em algumas situações, são efectuadas avaliações qualitativas ou quantitativas suplementares do fluido crevicular gengival (GCF) e da microflora subgengival. Além disso, está <u>disponível no mercado</u> um teste genético de suscetibilidade à <u>periodontite</u> crónica.<u>[10] Tendo em conta esta</u> informação, deve considerar-se a inclusão de factores microbiológicos, imunológicos, sistémicos, genéticos e comportamentais ao avaliar o estado periodontal do doente.

Esta dissertação bibliográfica tem como objetivo apresentar uma visão detalhada dos avanços mais pertinentes no diagnóstico periodontal e centra-se na relação entre as várias técnicas de diagnóstico e as suas aplicações clínicas.

2. DEFINIÇÃO E PATOGÉNESE DA DOENÇA PERIODONTAL

DOENÇAS

Antes de compreender os factores de risco associados às doenças periodontais, é muito importante compreender o que é a doença periodontal, as suas sequelas, a patogénese da doença periodontal, etc. As doenças periodontais são processos patológicos que envolvem o periodonto, um termo utilizado para descrever o aparelho de suporte que rodeia um dente, que inclui o tecido gengival, o osso alveolar, o cemento e o ligamento periodontal.

PERIODÓNCIO:

O periodonto é constituído pelos tecidos de revestimento e suporte do dente: gengiva, ligamento periodontal, cemento e osso alveolar. Foi dividido em duas partes: a gengiva, cuja principal função é proteger os tecidos subjacentes, e o aparelho de inserção, composto pelo ligamento periodontal, cemento e osso alveolar. O cemento é considerado uma parte do periodonto porque, com o osso, serve de suporte para as fibras do ligamento periodontal. O periodonto está sujeito a variações morfológicas e funcionais, bem como a alterações associadas à idade[3]

DOENÇAS PERIODONTAIS:

O termo "doenças periodontais" engloba uma grande variedade de condições inflamatórias crónicas da gengiva (ou gengivas, o tecido mole que envolve os dentes), do osso e do ligamento (as fibras de colagénio do tecido conjuntivo que fixam um dente ao osso alveolar) que suportam os dentes[11] .

DEFINIÇÃO DAS DOENÇAS PERIODONTAIS:

De acordo com Carranza, a periodontite é definida como "uma doença inflamatória dos tecidos de suporte dos dentes causada por microrganismos específicos ou grupos de microrganismos específicos, resultando na destruição progressiva do ligamento periodontal e do osso alveolar com formação de bolsas, recessão ou ambos[3] ."

SEQUELAS DA DOENÇA PERIODONTAL:

A gengivite é a forma mais ligeira de doença periodontal e pode ser encontrada em cerca de 90% da população. Trata-se de uma condição reactiva que é reversível com a melhoria da higiene oral. A periodontite é quando a condição periodontal progrediu para além da gengivite, tornando-se um estado de doença inflamatória crónica, destrutiva e irreversível. As bactérias podem então penetrar mais profundamente nos tecidos e no periodonto circundante. Isto desencadeia uma resposta do hospedeiro numa tentativa de se defender contra as bactérias invasoras. No entanto, durante o processo de proteção contra as bactérias, as defesas do hospedeiro também levam à destruição do periodonto. A periodontite leva à perda de fixação do periodonto, que subsequentemente progride para a perda de osso alveolar, resultando potencialmente na perda do dente afetado[12].

<u>SINAIS DE AVISO</u>

Os seguintes são sinais de alerta de doença periodontal:

- Mau hálito ou gosto desagradável que não desaparece
- Gengivas vermelhas ou inchadas
- Gengivas sensíveis ou a sangrar
- Mastigação dolorosa
- Dentes soltos
- Dentes sensíveis
- Gengivas que se afastaram dos dentes
- Qualquer alteração na forma como os seus dentes se encaixam quando morde
- Qualquer alteração no ajuste das próteses parciais

A periodontite é um importante problema de saúde pública devido à sua elevada prevalência, bem como porque pode levar à perda de dentes e à incapacidade, afetar negativamente a função mastigatória e a estética, ser uma fonte de desigualdade social e prejudicar a qualidade de vida. A periodontite é responsável por uma proporção substancial de edentulismo e disfunção mastigatória, resulta em custos significativos de cuidados dentários e tem um impacto negativo plausível na saúde geral.[14]

PATOGÉNESE PERIODONTAL

A periodontite é uma doença crónica multifatorial caracterizada por uma inflamação do tecido periodontal mediada pelo hospedeiro, que está associada a biofilmes disbióticos da placa bacteriana, resultando na destruição progressiva do aparelho de suporte dos dentes e na perda de fixação periodontal. A formação de biofilme bacteriano inicia a inflamação gengival; no entanto, o início e a progressão da periodontite dependem de alterações ecológicas disbióticas no microbioma em resposta a nutrientes provenientes de produtos inflamatórios gengivais e de degradação dos tecidos e de mecanismos antibacterianos que tentam conter o desafio microbiano dentro da área do sulco gengival, uma vez iniciada a inflamação. Isto leva à ativação de várias vias moleculares chave, que acabam por ativar proteinases derivadas do hospedeiro que permitem a perda de fibras do ligamento periodontal marginal, a migração apical do epitélio juncional e permitem a disseminação apical do biofilme bacteriano ao longo da superfície da raiz.

Por conseguinte, as características primárias da periodontite incluem a perda de suporte dos tecidos periodontais, manifestada através da perda de inserção clínica e da perda óssea alveolar avaliada radiograficamente, da presença de bolsas periodontais e de hemorragia gengival.[14]

HISTOPATOLOGIA PERIODONTAL

O desenvolvimento da gengivite e da periodontite pode ser dividido numa série de fases: lesões iniciais, precoces, estabelecidas e avançadas (por exemplo, Figura 1). A lesão inicial começa 2-4 dias após a acumulação da placa microbiana. Durante a lesão inicial, observou-se uma vasculite exsudativa aguda no plexo das vénulas laterais ao epitélio juncional, migração de células polimorfonucleares (PMN) através do epitélio juncional para o sulco gengival, coexudação de fluido do sulco e perda de colagénio perivascular. A lesão inicial desenvolve-se num período de 4 a 10 dias. Esta lesão é caracterizada por um denso infiltrado de linfócitos T e outras células mononucleares, bem como pela alteração patológica dos fibroblastos. Posteriormente, a lesão estabelecida desenvolve-se no espaço de 2-3 semanas. Esta lesão é dominada por células B activadas (plasmócitos) e acompanhada por uma maior perda da matriz do tecido conjuntivo gengival marginal, mas ainda não é detetável qualquer perda óssea. Vários PMN continuam a migrar através do epitélio juncional e a bolsa gengival estabelece-se gradualmente. Finalmente, na lesão avançada, os plasmócitos continuam a predominar à medida que a arquitetura do tecido gengival é perturbada, juntamente com a destruição do osso alveolar e do ligamento periodontal. Caracteriza-se por uma conversão do epitélio juncional em epitélio de bolsa, formação de um infiltrado inflamatório mais denso composto por plasmócitos e macrófagos, perda de ligação do colagénio à superfície radicular e reabsorção do osso alveolar.

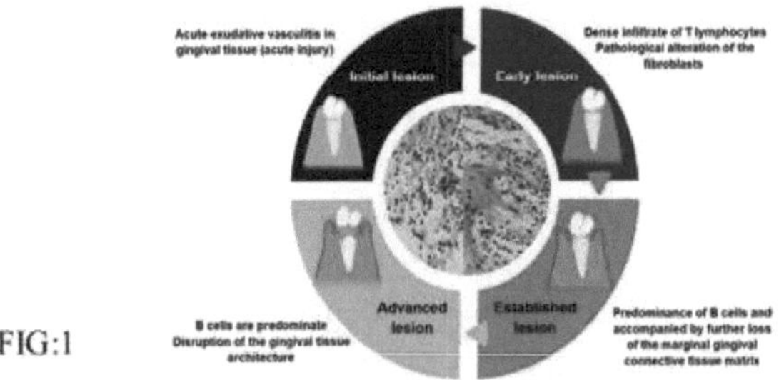

FIG:1

Lesões histopatológicas da patogénese periodontal. Lesões iniciais, precoces, estabelecidas e avançadas do desenvolvimento da gengivite e da periodontite. A diferenciação entre gengivite e periodontite precoce pode ser difícil. Os locais inflamados que manifestam uma ligação contínua ou perda de osso alveolar são o resultado de periodontite. No entanto, o aprofundamento inicial da bolsa pode ser causado pela substituição do tecido conjuntivo subjacente ao epitélio juncional por células inflamatórias, resultando numa redução do tónus tecidular sem perda histológica concomitante da inserção.

Por conseguinte, é difícil determinar com exatidão, através de sondagem, quando é que a gengivite se transforma em periodontite.

Socransky et al, ao abordarem conceitos de doença periodontal destrutiva, enumeraram três padrões possíveis de destruição[15] :

(1) MODELO CONTÍNUO,

(2) TEORIA DA EXPLOSÃO EPISÓDICA E

(3) HIPÓTESE DE RAJADAS MÚLTIPLAS ASSÍNCRONAS.

(1) <u>MODELO CONTÍNUO-</u>

Tradicionalmente, pensava-se que as doenças periodontais causavam uma destruição lenta, contínua e progressiva. Este conceito foi apoiado por estudos epidemiológicos que indicavam que, à medida que os indivíduos envelheciam, a quantidade de destruição registada piorava[15] .

Desvantagens do modelo contínuo:

• Nunca foi esclarecido se os dados cumulativos reflectiam lesões iniciais que se deterioraram ou se se desenvolveram novas lesões. Ao avaliar as médias globais, isto poderia dar a impressão errónea de que o processo da doença era contínuo e progressivo.

• A capacidade de alguns locais de lesão se deteriorarem rapidamente enquanto outros entram em remissão sem terapia.

(2) <u>TEORIA DA EXPLOSÃO EPISÓDICA:</u>

Para compensar as deficiências deste modelo, Goodson et al sugeriram que as doenças periodontais eram episódicas e que existiam curtos surtos de atividade da doença seguidos de longos períodos de remissão. No entanto, a duração, a frequência, a distribuição intra-oral e o intervalo entre as explosões ainda precisam de ser elucidados. Além disso, a maioria dos estudos que apoiam a teoria das explosões utilizou padrões elevados para definir a atividade da doença que detectavam grandes alterações incrementais (1,5 a 3 mm) e rejeitavam alterações mais subtis.

(3) <u>HIPÓTESE DE RAJADAS MÚLTIPLAS ASSÍNCRONAS:</u>

O terceiro conceito, a hipótese de múltiplas explosões assíncronas, sugeria que as doenças periodontais ocorriam em explosões de SO durante um período definido da vida do paciente.

Atualmente, muitas características destes modelos de atividade da doença não são claras e os aspectos dos três podem estar a interagir. Por exemplo, as doenças periodontais podem ser contínuas com explosões intermitentes de atividade da doença.

3. ETIOLOGIA E FACTORES DE RISCO DA DOENÇA PERIODONTAL

DOENÇAS:

A infeção periodontal é iniciada por agentes patogénicos orais invasivos específicos que colonizam os biofilmes da placa dentária na superfície da raiz do dente. Os factores locais e sistémicos também podem modular a suscetibilidade de um indivíduo à periodontite. Este desafio crónico de microrganismos virulentos leva à destruição dos tecidos moles e duros de suporte dos dentes do periodonto, incluindo o osso alveolar, o cemento da raiz do dente e o ligamento periodontal (PDL). O conceito de que as afecções periodontais são infecções é apoiado pelos factos de que[15] :

- Etiologia bacteriana
- Resposta imunitária
- Produtos bacterianos nos tecidos
- Possível invasão bacteriana dos tecidos
- Destruição dos tecidos
- Rubor (vermelhidão), calor (calor), dor (dor)
- Por vezes, perda de função

Os diferentes tipos de doenças periodontais, as suas características e as bactérias associadas a estas doenças estão resumidos na tabela 1 abaixo:

QUADRO 1

Tipo de doença	Características	Micróbios associados
Gengivite	Isolado ou generalizada; endémica; vermelhidão, hemorragia à sondagem	Streptococcussp ; Actinomycessp ; espiroquetas
ANUG	Necrosedpapilla ; dor gengival	Fusospiochete
Periodontite do adulto	Afecta doentes com 35 anos ou mais; depósitos microbianos; sem doença sistémica	Bocteroides gingjvalis, Bacferoides intermedias, Eikenela carrodens, Fusobacterium nucleatum, Wolinella reta, Peptostreptococcus micros; espiroquetas
Periodontite	Circumpúbere;	Actinobacilos

juvenil	disfunção dos neutrófilos; afecta os primeiros molares e incisivos.	actinomycetemcomitans; Capnocytophaga sp
Periodontite pré-púbere	Generalizado; disfunção dos neutrófilos; afectosdecíduos dentição	Aactinomycet emcomitans; S sputigena, E carrodens; B intermedius
Periodontite progressiva rápida	Adultos jovens; rápida, progressiva; disfunção dos neutrófilos	B gingivalis; W reta; E corrodens; B forsythus; B Intermedius; A actinomycetemcomitans
Periodontite refractária	Não responde à terapia convencional	B. gingivalis; B intermedius; A actinomycetemcomitans

Pré-requisitos para a atividade da doença:

- As condições devem ser adequadas para a colonização de agentes patogénicos
- As bactérias devem multiplicar-se - exceder os valores-limite
- Localização dos micróbios no bolso
- Evento desencadeador - stress, espécies acessórias
- Ausência de organismos inibidores ou diluidores
- Tempo suficiente para a ocorrência do ciclo patológico
- O hospedeiro deve ser suscetível

ESPECIFICIDADE MICROBIANA DAS DOENÇAS PERIODONTAIS
HIPÓTESE DA PLACA INESPECÍFICA

Em meados do século XX, acreditava-se que as doenças periodontais resultavam de uma acumulação de placa bacteriana ao longo do tempo, eventualmente em conjunto com uma resposta diminuída do hospedeiro e uma maior suscetibilidade do hospedeiro com a idade.

A hipótese da placa bacteriana inespecífica sustenta que a doença periodontal resulta da "elaboração de produtos nocivos por toda a flora da placa bacteriana". De acordo com esta teoria, quando apenas pequenas quantidades de placa estão presentes, os produtos nocivos são neutralizados pelo hospedeiro. Da mesma forma, grandes quantidades de placa bacteriana produziriam grandes quantidades de produtos nocivos, que essencialmente sobrecarregariam as defesas do hospedeiro[3] .

<u>**HIPÓTESE DA PLACA ESPECÍFICA**</u>:

A hipótese da placa bacteriana específica afirma que apenas determinada placa bacteriana é patogénica e que a sua patogenicidade depende da presença ou do aumento de microrganismos específicos.137 Este conceito prevê que a placa bacteriana que alberga agentes patogénicos bacterianos específicos resulta numa doença periodontal porque estes organismos produzem substâncias que medeiam a destruição dos tecidos do hospedeiro. Durante a década de 1975 a 1985, pensava-se que certos micróbios causavam doenças específicas e isso foi chamado de "hipótese da placa específica". Atualmente, foram encontrados cerca de 300 organismos diferentes na cavidade oral", mas apenas 10 a 15 estão normalmente associados a locais em deterioração ativa (Tabela 2).

Tabela 2: Organismos frequentemente associados à atividade da doença

> Bacteroides gingivalis	> Fusobacterium nucleatum
> Bacteroides intermedius	> Wolinella reta
> B forsythus	> Eikenelh corrodens
> Peptostreptococcus micros	> Streptococcus intermedius
> Actinobacillus actinomycetemcomitans	> C gingivalis

Uma vez que a hipótese da placa específica não consegue explicar porque é que certas áreas perdem a ligação, apesar da ausência de agentes patogénicos evidentes, Theilade" sugeriu que as teorias da placa específica e não específica fossem integradas.

Estudos experimentais sobre gengivite indicaram que era a maturidade (sucessão bacteriana que ocorreu ao longo do tempo) e não a magnitude dos depósitos de placa bacteriana que ditava a sua patogenicidade. Loe et al" verificaram que a maioria dos indivíduos desenvolvia gengivite 14 a 21 dias após a cessação do controlo da placa bacteriana. Este facto está de acordo com os dados de Theilade et al. que indicam que a placa bacteriana amadurece em cerca de 14 dias. A monitorização microbiológica sub-gengival indicou que o local com periodontite demonstrou normalmente um aumento do número de formas móveis, espiroquetas, anaeróbios gram-negativos ou organismos microaerófilos." Atualmente, é controverso se os micróbios responsáveis pela indução da periodontite são endógenos (sempre presentes na cavidade oral) ou exógenos (colonizadores oportunistas que não se encontram habitualmente na cavidade oral). Se a maioria dos agentes patogénicos são endógenos, eles consistem numa percentagem extremamente pequena da flora oral. Por outro lado, os agentes patogénicos evidentes, como o Bacteroides gingivalis e o Actinobacillus actinomycetemcomitans, são provavelmente exógenos, mas a informação relativa à sua origem, transmissão e capacidade de colonização permanece vaga[3].

FACTORES DE RISCO PARA A DOENÇA PERIODONTAL:

Vários factores aumentam o risco de doenças periodontais. Estes factores de risco, modificáveis e não modificáveis, contribuem para a importância clínica das doenças periodontais[16].

A. FACTORES DE RISCO MODIFICÁVEIS

1. FUMAR

O tabagismo é um dos factores de risco mais importantes para a periodontite, e a redução da prevalência da doença periodontal está relacionada com a diminuição das taxas de tabagismo[16]. Os efeitos negativos do consumo de cigarro, charuto, canábis e cachimbo nos tecidos periodontais são semelhantes. Os fumadores têm 3 vezes mais probabilidades de ter uma forma grave de doença periodontal do que os não fumadores. Os fumadores também apresentam um aumento significativo da perda de osso alveolar e uma maior prevalência de perda de dentes em comparação com os não fumadores, e têm maus resultados em todas as formas de tratamentos periodontais. As evidências sugerem que fumar altera a flora microbiana oral, aumenta o nível de certos microrganismos periodontais ou afecta a resposta do hospedeiro[17]. Foi demonstrado que a nicotina causa a degradação dos tecidos periodontais, direta ou indiretamente, através da interação com outros factores[18].

2. MÁ HIGIENE ORAL:

A falta de higiene oral está associada à doença periodontal, e a falta de uma escovagem adequada dos dentes e de outras medidas de higiene oral pode encorajar a deposição de bactérias e a acumulação de placa dentária nos dentes e nas gengivas, o que pode preparar o terreno para alterações inflamatórias nos tecidos periodontais[16]. Existe uma relação pronunciada entre uma má higiene oral e uma maior acumulação de placa dentária, uma elevada prevalência e uma maior gravidade da doença periodontal. Axelson et al. realizaram um estudo prospetivo com a duração de 15 anos e não encontraram qualquer deterioração adicional da estrutura periodontal entre os indivíduos que mantiveram uma higiene oral adequada e receberam cuidados dentários profissionais de rotina[19].

3. <u>ALTERAÇÕES HORMONAIS NAS MULHERES</u>

As alterações hormonais nas mulheres aumentam a probabilidade de doença periodontal. As mulheres podem apresentar inflamação gengival antes da menstruação e durante a ovulação devido a um nível elevado de progesterona que bloqueia a reparação das fibras de colagénio e provoca a dilatação dos vasos sanguíneos[16] . Do mesmo modo, as mulheres grávidas apresentam mais frequentemente alterações gengivais, gengivite e, por vezes, crescimento localizado dos tecidos gengivais. Felizmente, estas alterações inflamatórias desaparecem poucos meses após o parto, sem causar danos persistentes nos tecidos periodontais. A deficiência de estrogénio reduz a densidade óssea após a menopausa, o que pode culminar na perda de osso alveolar e, eventualmente, na queda de dentes[20] .

4. <u>DIABETES MELLITUS</u>

A literatura mostra consistentemente que a diabetes mellitus é um dos factores de risco sistémicos para as doenças periodontais, que pode desempenhar um papel importante na iniciação e progressão da doença. A diabetes mellitus está associada à destruição do ligamento periodontal que, subsequentemente, pode levar à perda de dentes. Os fluidos creviculares gengivais e a saliva têm concentrações mais elevadas de mediadores inflamatórios, incluindo diferentes tipos de citocinas, nos doentes diabéticos com periodontite, em comparação com indivíduos não diabéticos com doença periodontal[16] . Um relatório de um workshop conjunto da Federação Europeia de Periodontologia e da Academia Americana de Periodontologia identificou uma relação dose-resposta entre a gravidade da doença periodontal e as consequências adversas da diabetes, e o tratamento periodontal foi considerado tão benéfico como a administração de medicação anti-diabética aos doentes diabéticos[21] .

5. <u>MEDICAMENTOS</u>

A vulnerabilidade a infecções e doenças periodontais intensifica-se quando há diminuição do fluxo salivar devido a determinados <u>medicamentos</u>[16] . <u>Os medicamentos mais comuns que podem minimizar o </u>fluxo de saliva e produzir secura da boca incluem os antidepressivos tricíclicos, a atropina, os anti-histamínicos e os bloqueadores beta. Alguns medicamentos (fenitoína, ciclosporina e nifedipina) podem induzir o crescimento anormal dos tecidos gengivais, o que frequentemente complica a remoção adequada da placa dentária por baixo da massa gengival aumentada, podendo assim agravar ainda mais a doença periodontal existente.

6. <u>STRESS</u>

É evidente que o stress reduz o fluxo de secreções salivares que, por sua vez, pode aumentar a formação de placa dentária. Rai et al. observaram uma associação positiva entre os valores de stress e os marcadores de stress salivar (cortisol, IgA salivar, b-endorfina e a-amilase), perda de dentes, AL clínica (5-8 mm) e PD de 5-8 mm[16] . Uma meta-análise de cerca de 300 artigos empíricos indicou que o stress está relacionado com o sistema imunitário e que ocorrem diferentes alterações imunológicas em resposta a diferentes eventos stressantes[22] . Foi demonstrado que os indivíduos deprimidos possuem uma concentração mais elevada de cortisol no fluido crevicular gengival e respondem mal ao tratamento periodontal. O stress académico também resulta numa má higiene oral e

inflamação da gengiva com aumento da concentração de interleucina-1B.

B. FACTORES DE RISCO NÃO MODIFICÁVEIS:

1. IDADE

O risco de doença periodontal aumenta com o avançar da idade, razão pela qual se regista uma elevada prevalência de doença periodontal na população idosa. A investigação identificou que a idade está associada à doença periodontal, e a CA clínica foi significativamente mais elevada entre os indivíduos com idades compreendidas entre os 60 e os 69 anos em comparação com o grupo de adultos com 40-50 anos[16] .

2. HEREDITÁRIO

A hereditariedade é um dos factores associados à periodontite que torna algumas pessoas mais susceptíveis à doença do que outras. A complexa interação dos factores genéticos com os factores ambientais e demográficos tem sido considerada uma hipótese que demonstra grandes variações entre diferentes populações raciais e étnicas[16] .

Associação da doença periodontal com outra condição médica

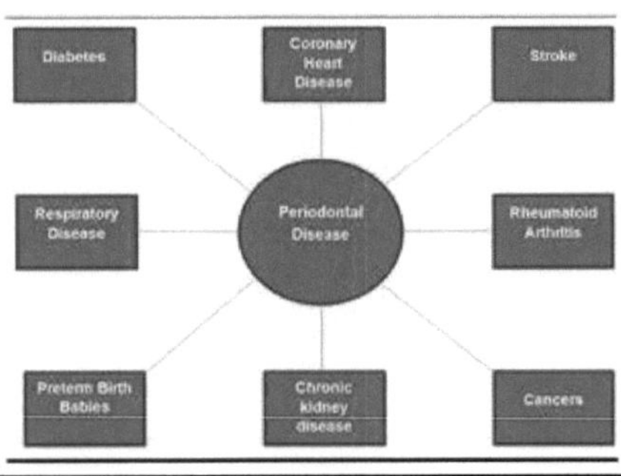

FIG 2 Associação entre a doença periodontal e várias condições sistémicas:

1. DOENÇAS CARDIOVASCULARES:

Um conjunto consistente de provas explica a relação entre as doenças cardiovasculares e as doenças periodontais. Uma revisão sistemática identificou que a periodontite é um fator de risco para a doença coronária e que a associação é independente de outros factores de risco, como a diabetes, o tabagismo e o estatuto socioeconómico. A revisão sistemática e a meta-análise de 11 estudos concluíram que a doença periodontal com níveis aumentados de marcadores bacterianos sistémicos estava associada à doença coronária[23] . A associação da doença periodontal ao AVC e à doença arterial periférica é ainda mais forte do que a doença coronária.

2. DOENÇA METABÓLICA

Existe uma relação bidirecional e um sinergismo entre a diabetes e a doença periodontal. Uma meta-análise concluiu que a terapia periodontal melhora o controlo glicémico durante pelo menos 3 meses em indivíduos diabéticos de tipo 2. Uma revisão sistemática forneceu as provas que sustentam o papel da doença periodontal no desenvolvimento da diabetes tipo 2 e das suas complicações[24] . A literatura científica apoia consistentemente uma relação entre a periodontite e a resistência à insulina. Tem-se argumentado que a doença periodontal exacerba a resistência à insulina, uma condição crónica implicada na patogénese da doença metabólica e da diabetes mellitus tipo 2. Também tem sido sugerido que a intervenção periodontal pode reduzir a resistência à insulina em pacientes diabéticos. Várias revisões sistemáticas propuseram uma associação entre a obesidade e a doença periodontal e esta foi identificada como um fator de risco para o desenvolvimento da periodontite. Recentemente, foi demonstrado que a obesidade aumenta o stress oxidativo nos tecidos periodontais e causa a sua destruição[16] . A prevalência da obesidade está a aumentar drasticamente em todo o mundo e a sua associação com a periodontite exige a atenção dos prestadores de cuidados de saúde para prevenir estes problemas de saúde pública.

RESULTADOS ADVERSOS NA GRAVIDEZ

A periodontite está relacionada com resultados adversos na gravidez, que incluem infeção materna, parto prematuro, baixo peso à nascença, pré-eclâmpsia, e os factores microbiológicos e imunológicos estão implicados nos mecanismos subjacentes. Já se sabe que o baixo estatuto socioeconómico, o tabagismo e a infeção do trato urinário estão associados ao nascimento prematuro; no entanto, mais recentemente, verificou-se que a doença periodontal também está fortemente associada a incidentes de nascimento prematuro[16] .

ARTRITE REUMATÓIDE (RA)

A doença periodontal é prevalente entre os doentes com AR, e pensa-se que a doença inicia a resposta autoimune na AR[16] . Sugere-se que tanto a doença periodontal como a AR têm mecanismos patogénicos subjacentes semelhantes. Os indivíduos com AR têm uma elevada prevalência de destruição do osso alveolar e perda de dentes, que são também sequelas da doença periodontal.

DOENÇAS RESPIRATÓRIAS

A importância de manter um cuidado oral ótimo entre os pacientes com doença pulmonar obstrutiva crónica (DPOC) tem sido enfatizada devido à sua associação com a periodontite. Também foi sugerido que os microrganismos orais e periodontais estão implicados na pneumonia bacteriana[25].

DOENÇA RENAL CRÓNICA (DRC)

Existe uma relação bidirecional entre a doença periodontal e a DRC. Iwasaki et al. demonstraram uma ligação entre a periodontite e a redução das funções renais em indivíduos idosos japoneses[16]. Num recente estudo de coorte prospetivo com 14 anos de seguimento, Ricardo et al. descobriram que os indivíduos com DRC com periodontite tinham um risco 35% maior de mortalidade em comparação com os pacientes com DRC sem doença periodontal[26].

CÂNCERES

O aumento do risco de cancro devido à doença periodontal foi demonstrado por Michaud e colegas. O risco de cancro da língua aumenta 5,23 vezes por cada milímetro de perda de osso alveolar. Fitzpatrick e Katz observaram que a relação entre a periodontite e os cancros oral, esofágico, gástrico e pancreático tem sido relatada de forma mais consistente na literatura do que com os cancros do pulmão e da próstata[27].

PERTURBAÇÃO DA FUNÇÃO COGNITIVA

Os adultos mais velhos enfrentam um declínio nas suas capacidades cognitivas, o que afecta os seus comportamentos, incluindo os hábitos de higiene oral. Existem provas modestas sobre uma associação entre a doença periodontal e as funções cognitivas deficientes, uma vez que a inflamação periodontal demonstrou afetar a cognição em populações idosas. A análise dos dados do Terceiro NHANES-III identificou níveis elevados de marcadores séricos de periodontite em indivíduos com défice cognitivo

[16]Além disso, um estudo recente de Kamer e colaboradores descobriu que a AL clínica pode promover a acumulação de amiloide в no cérebro, o que pode causar disfunção cognitiva[28].

4. CLASSIFICAÇÃO DAS DOENÇAS PERIODONTAIS

As classificações das doenças periodontais são úteis para ajudar a estabelecer o diagnóstico, determinar o prognóstico e facilitar o planeamento do tratamento. Ao longo dos anos, têm sido utilizadas diferentes classificações das doenças periodontais, que têm sido substituídas à medida que novos conhecimentos melhoram a nossa compreensão da etiologia e da patologia das doenças do periodonto[3] .

O seminário de 1989 reconheceu que a periodontite tinha várias apresentações clínicas distintas, diferentes idades de início e taxas de progressão. Com base nestas variáveis, o seminário categorizou a periodontite como pré-púbere, juvenil (localizada e generalizada), adulta e rapidamente progressiva. O Workshop Europeu de 1993 determinou que a classificação deveria ser simplificada e propôs o agrupamento da periodontite em duas categorias principais: periodontite adulta e periodontite de início precoce. Os participantes do workshop de 1996 determinaram que não havia provas novas suficientes para alterar a classificação.10 Foram efectuadas alterações importantes na classificação da periodontite de 1999, que tem sido utilizada nos últimos 19 anos. A periodontite foi reclassificada como crónica, agressiva (localizada e generalizada), necrotizante e como uma manifestação de doença sistémica. Desde o seminário de 1999, surgiram novas informações substanciais de estudos populacionais, investigações científicas básicas e provas de estudos prospectivos que avaliam factores de risco ambientais e sistémicos. A análise destas provas levou o seminário de 2017 a desenvolver um novo quadro de classificação para a periodontite[29]

A classificação internacionalmente aceite, baseada na opinião consensual sobre as doenças e condições que afectam os tecidos do periodonto, foi apresentada e discutida no Workshop Internacional de 1999 para a Classificação das Doenças Periodontais, organizado pela Academia Americana de Periodontologia (AAP), de 30 de outubro a 2 de novembro de 1999, e está representada no Quadro 3, no Quadro 4 e no Quadro 5, que apresentam o sistema de classificação geral e cada uma das doenças ou condições é discutida quando é necessário um esclarecimento.[3,30,]

QUADRO 3: Classificação das doenças e condições periodontais[3]
Doenças gengivais
Doenças gengivais induzidas pela placa bacteriana
Lesões gengivais não induzidas por placa
Periodontite crónica
Localizado
Generalizado
Periodontite agressiva
Localizado
Generalizado
A periodontite como manifestação de doenças sistémicas
Doenças Periodontais Necrotizantes
Gengivite ulcerosa necrosante (NUG)
Periodontite ulcerosa necrosante (NUP)
Abcessos do periodonto
Abcesso gengival
Abcesso periodontal
Abcesso pericoronal
Periodontite associada a lesões endodônticas
Lesão endodôntico-periodontal
Lesão periodontal-endodôntica
Lesão combinada
Deformidades e condições de desenvolvimento ou adquiridas
Factores localizados relacionados com os dentes que predispõem a doenças gengivais induzidas pela placa bacteriana ou periodontite
Deformações e condições mucogengivais à volta dos dentes
Deformações e condições mucogengivais nas cristas edêntulas
Traumatismo oclusal

Em 2017, realizou-se em Chicago um Workshop conjunto da Federação Europeia de Periodontologia (EFP) e da Academia Americana de Periodontologia (AAP) para formar um consenso sobre uma nova classificação das doenças periodontais. A Classificação actualizada das Doenças e Condições Periodontais e Peri-Implantares, que substituiu o sistema de classificação utilizado desde 1999, teve como objetivo abordar várias deficiências e pontos confusos da classificação de 1999, que foram exaustivamente discutidos numa série de publicações e resumidos abaixo na (Tabela 5)[2,31] .

Os quadros 6, 7 e 8 apresentam um resumo dos principais aspectos dos trabalhos do Workshop Mundial no que respeita ao estadiamento e à classificação, respetivamente, e, para comparação, o plano de interpretação do BSP, que foi concebido para simplificar a introdução da classificação de 2017 na prática geral[31] .

As doenças periodontais necrosantes são caracterizadas por três características clínicas típicas (necrose da papila, hemorragia e dor) e estão associadas a deficiências na resposta imunitária do hospedeiro, que devem ser consideradas na classificação destas condições (Tabela 9).

As lesões endodôntico-periodontais são definidas por uma comunicação patológica entre os tecidos pulpares e periodontais de um determinado dente, ocorrem de forma aguda ou crónica, e devem ser classificadas de acordo com sinais e sintomas que têm impacto direto no seu prognóstico e tratamento (i.e., presença ou ausência de fracturas e perfurações, e presença ou ausência de periodontite) (Tabela 10).

Os abcessos periodontais ocorrem mais frequentemente em bolsas periodontais pré-existentes e devem ser classificados de acordo com a sua etiologia. Caracterizam-se pela acumulação localizada de pus na parede gengival da bolsa/sulco periodontal, causam uma rápida destruição tecidular que pode comprometer o prognóstico do dente e estão associados ao risco de disseminação sistémica e: classificação dos abcessos periodontais com base na etiologia envolvida. (Tabela 11 e Tabela 12)[32]

Tabela 4: Classificação das doenças gengivais (The International Workshop for a Classification of Periodontal Diseases and Conditions 1999)

I. Doenças gengivais	3. Infecções por varicela-zoster b.
A. Doenças gengivais induzidas pela placa dentária 1. Gengivite associada apenas à placa dentária a. sem outros factores contributivos locais b. com factores contributivos locais factores 2. Doenças gengivais	Outras 3. Doenças gengivais de origem fúngica a. Infecções por espécies de Candida 1. candidose gengival generalizada b. eritema gengival linear c. histoplasmose d. outras 4. Lesões gengivais de origem

modificadas por factores sistémicos a. Associadas ao sistema endócrino 1. gengivite associada à puberdade 2. gengivite associada ao ciclo menstrual 3. gengivite associada à gravidez granuloma piogénico 4. gengivite associada à diabetes mellitus b. Associadas a discrasias sanguíneas 1. gengivite associada à leucemia 2. outras 3. Doenças gengivais modificadas por medicamentos a. Doenças gengivais influenciadas por medicamentos 1. Aumentos gengivais influenciados por medicamentos 2. Gengivite influenciada por medicamentos	genética a. Fibromatose gengival hereditária b. Outras 5. Manifestações gengivais de doenças sistémicas a. doenças mucocutâneas 1. líquen plano 2. penfigoide 3. pênfigo vulgar 4. eritema multiforme 5. lúpus eritematoso 6. induzidas por medicamentos 7. outras b. reacções alérgicas 1. materiais de restauração dentária a. mercúrio b. níquel
a. Gengivite associada a contraceptivos orais b. Outras 4. Doenças gengivais modificadas pela má nutrição a. Gengivite por deficiência de ácido ascórbico b. Outras B. Lesões gengivais não induzidas por placas 1. Doenças gengivais de origem bacteriana específica a. Lesões associadas à Neisseria gonorrhea b. Lesões associadas ao Treponema pallidum c. Lesões associadas a espécies estreptocócicas d. Outras 2. Doenças gengivais de origem viral a. Infecções por herpesvírus 1.	c. acrílicas d. outras 2. Reacções atribuíveis a a. pastas dentífricas/dentifrícios b. elixires/bochechos c. aditivos de pastilhas elásticas d. alimentos e aditivos 3. outras 6. Lesões traumáticas (factícias, iatrogénicas, acidentais) a. Lesões químicas b. Lesões físicas c. Lesões térmicas 7. Reacções de corpos estranhos 8. Não especificado (NOS)

| Gengivoestomatite herpética primária 2. Herpes oral recorrente | |

Tabela 5: Classificação das doenças periodontais (The International Workshop for a Classification of

Periodontite

A doença periodontite pode ser subclassificada nos seguintes três tipos principais com base em características clínicas, radiográficas, históricas e laboratoriais

Periodontite crónica	- Macrófagos hiper-responsivos, que produzem
As seguintes características são comuns aos doentes com periodontite crónica:	aumento da prostaglandina E2 (PGE2) e da interleucina-1 p.
- Prevalente em adultos, mas pode ocorrer em crianças.	- Em alguns casos, a doença auto-reprimível
- Quantidade de destruição em função dos factores locais.	progressão
• Associado a um padrão microbiano variável.	A periodontite agressiva pode ainda ser classificada em formas localizadas
• Cálculo subgengival frequentemente encontrado.	e generalizadas com base nas
• Taxa de progressão lenta a moderada com possíveis períodos de progressão rápida	características comuns aqui descritas e nas seguintes características específicas: Forma localizada
• Possivelmente modificado por ou associado ao seguinte:	- Início da doença em idade circumpúbere.
- Doenças sistémicas como a diabetes mellitus	- Doença localizada do primeiro molar ou incisivo com
e infeção por VIH . - Factores locais que predispõem à periodontite. - Factores ambientais como o consumo de tabaco e o stress emocional.	perda de inserção proximal em pelo menos dois dentes permanentes, um dos quais é um primeiro molar. - Resposta robusta dos anticorpos séricos aos agentes infecciosos. Forma generalizada - Afecta
A periodontite crónica pode ainda ser subclassificada em formas localizadas e generalizadas e caracterizada como ligeira, moderada ou grave	normalmente pessoas com menos de 30 anos de idade (no entanto, pode ser mais velha). -

com base nas características comuns descritas acima e nas seguintes características específicas: - Forma localizada: 30% dos sítios envolvidos. - Ligeira: 1 a 2 mm de perda de inserção clínica. - Moderada: 3 a 4 mm de perda de inserção clínica. - Grave: ≥5 mm de perda de inserção clínica. Periodontite agressiva As seguintes características são comuns aos doentes com periodontite agressiva:	Perda generalizada da inserção proximal que afecta pelo menos três dentes que não sejam primeiros molares e incisivos. - Carácter episódico pronunciado da destruição periodontal. - Fraca resposta de anticorpos séricos aos agentes infecciosos agentes. A periodontite como manifestação de doenças sistémicas A periodontite pode ser observada como uma manifestação
- Doente clinicamente saudável. - Perda rápida de aderência e destruição óssea. - Quantidade de depósitos microbianos incompatíveis com gravidade da doença. - Agregação familiar de indivíduos doentes. As seguintes características são comuns, mas não universal: - Sítios doentes infectados com Actinobacillusactinomycetemcomitans. - Anomalias na função dos fagócitos.	das seguintes doenças sistémicas: 1. Doenças hematológicas a. Neutropenia adquirida b. Leucemias c. Outros 2. Doenças genéticas a. Neutropenia familiar e cíclica b. Síndrome de Down c. Síndromes de deficiência de adesão de leucócitos d. Síndrome de Papillon-Lefevre

	e. Síndrome de Chediak-Higashi f. Síndromes de histiocitose g. Doença de armazenamento de glicogénio h. Agranulocitose genética infantil i. Síndrome de Cohen j. Síndrome de Ehlers-Danlos (tipos IV e VIII) AD) k. Hipofosfatasia l. Outros 3. Não especificado de outra forma

Tabela 6. Alterações propostas à classificação das doenças e condições periodontais pelo Workshop Mundial de Periodontia de 2017

Condição periodontal	Alterações
Saúde periodontal (gengival)	- Introduziu uma secção sobre a saúde periodontal (gengival)
Gengivite induzida por biofilme dentário	• Aceitou a hemorragia à sondagem (BOP) como o único critério fiável para avaliar a inflamação gengival • Definiu um "caso de gengivite" • Introduziu o termo "biofilme dentário" • Forneceu critérios claros para discriminar um cliente com gengivite vs. saúde gengival • Forneceu critérios para discriminar entre gengivite localizada e gengivite generalizada
Não induzido por filme dentário doenças gengivais	• Introduzido o nome completo laturer condições gengivais patológicas • Utilizou os códigos de diagnóstico da Décima Classificação Internacional de Doenças (CID-10) para classificar e codificar todos os diagnósticos, sintomas e procedimentos registados em conjunto com os cuidados hospitalares nos EUA
Periodontite	• Definição de um caso de periodontite • Introduziu os conceitos de estadiamento e

	classificação da periodontite • Eliminação da periodontite agressiva como uma doença separada
	entidade de doença devido a provas insuficientes para considerar a sua fisiopatologia diferente da periodontite crónica
Doenças periodontais necrotizantes	• Introduziu o termo "doenças periodontais necrotizantes" • Eliminou o termo "ulcerativa" da gengivite necrosante, da periodontite e da estomatite.
A periodontite como manifestação de doenças sistémicas	- Utilizou os códigos de diagnóstico da Décima Classificação Internacional de Doenças (CID-10) para classificar e codificar todos os diagnósticos, sintomas e procedimentos registados em conjunto com os cuidados hospitalares nos EUA
Doenças ou condições sistémicas que afectam os tecidos de suporte periodontal	- Utilizou códigos da CID-10 para classificar a doença sistémica primária
Abcessos periodontais	• Eliminação do termo "agudo" do diagnóstico de abcessos • Eliminação dos termos "abcesso pericoronário" e "abcesso pericoronário"
Endodontia-periodontia (EPLs)	• Agrupou todas as LPE numa única secção "Periodontite Associada a Lesão Endodôntica", uma vez que podem ocorrer em clientes com ou sem periodontite • Eliminação da categoria "LER combinadas", uma vez que era demasiado genérica e não permitia tratamentos específicos e discriminatórios para cada lesão
Deformações e condições	• Introduziu a classificação da recessão

muco-gengivais	gengival de Cairo como parte da classificação periodontal • Tipos de biótipos periodontais incluídos
Forças oclusais traumáticas	- Forças ortodônticas incluídas
Próteses dentárias e factores relacionados com os dentes	- Substituiu o termo "largura biológica" por "fixação do tecido conjuntivo supra-crestal"
Doenças peri-implantares e condições	- Doenças e condições peri-implantares introduzidas

TABELA 7: CLASSIFICAÇÃO DE 2017 DAS DOENÇAS E CONDIÇÕES PERIODONTAIS

saúde Periodontal, gengival doenças e afecções				Periodontite		Outros condições que afectam a periodonto				
Perío do ontal	Gingi v é:	Gingi val	Necr oti zing	Perio do ntite	Period on titis como um manife sto	Siste ma ic	Periodo ntal	Muco- Gingiv al	Trau mas ático	Dente e
saúd e	dentá rio	doenç as	perío do		ação de doenç a sistém ica	doenç a	abcesso	al	oclus a	promo ver algo
e gengi va l saúd e	Biofil m Induz ir d	es: biofil me não dentá rio m induz ir ed	ntal doen ça s			s ou condi ção sobre afecta m o períod o de	es E lesões periodo ntais endodót icas	defor mar riedad es e condiç ões	al forças	esis relacio nar d fator s

					tecidos de suporte			

DOENÇAS E CONDIÇÕES PERI-IMPLANTARES

Saúde peri-implantar	Mucosite peri-implantar	Peri-implantite	Deficiências dos tecidos moles e duros peri-implantares

Quadro 8: <u>**ESTAGIAMENTO DA PERIODONTITE**</u>

Oficina Mundial 2017					Aplicação da classificação de 2017 pela Sociedade Britânica de Periodontologia	
Estágio	CAL interdentária no local de maior perda	Perda óssea radiográfica	Perda de dentes	Complexidade	Gravidade/complexidade da gestão	Perda óssea interproximal no pior local
I	1-2mm	Terço coronal (<15%)	Sem perda de dentes devido à titulação do periodonto	Profundidade máxima de sondagem <4mm Perda óssea maioritariamente horizontal	Precoce/ligeiro	<15% de perda óssea máxima no pior local ou <2 mm da JCE se apenas estiver disponível a aspiração dentária

II	3-4mm	Terço coronal (15-		Profundidade máxima de sondagem <5mm Perda óssea maioritariamente horizontal	Moderado	Terço coronal da raiz
		30%)				
III	>5 mm	Terça média estendendo-se até à terça média da raiz e mais além	Perda de dentes devido à titulação do periodonto de <4 dentes	Para além da complexidade da Fase II: Profundidade de sondagem >6mm Perda óssea vertical >3mm Envolvimento da furca Classe II ou III Defeito moderado do rebordo	Grave - possibilidade de perda adicional de dentes	Terço médio da raiz
IV	>5 mm	Terço apical que se estende até ao terço médio da raiz e mais além	Perda de dentes devido a titulação do periodonto de dentes >5 mm	Necessidade de reabilitação complexa devido a: Disfunção mastigatória Traumatismo oclusal secundário Defeito grave do rebordo Colapso da mordida,	Muito grave - possibilidade de perda da dentição	Terço apical da raiz

				desvio, alargamento Menos de 20 dentes restantes (10 pares opostos)		

TABELA 9: CLASSIFICAÇÃO DA PERIODONTITE

Oficina Mundial 2017					Aplicação da classificação de 2017 pela Sociedade Britânica de Periodontologia
Grau	Taxa de progressão	Provas directas de progressão CAL/RBL	Provas indirectas de progressão		Percentagem máxima de perda óssea/idade
	Lento	Sem evidência de CAL ou RBL ao longo de 5 anos	% de perda óssea/idade	Fenótipo do caso	<0.5
			<0.25	Depósitos pesados de biofilme com baixos níveis de destruição	
B	Moderado	<2mm em 5 anos	0.25-1	Destruição proporcional aos depósitos de biofilme	<0.5-1.0
B	Rápido	≥2mm ao longo de 5 anos	anos >1.0	A destruição excede as expectativas devido aos	>1.0

| | | | depósitos de biofilme | |

Categoria	Doentes	Condições predisponentes	Estado clínico
Doenças periodontais necrotizantes em pacientes crónicos e gravemente comprometidos	Em adultos	VIH+/A1DS com contagens de CD4 < 200 e carga viral detetável	NG. NP. NS. Noma. Possível progressão
		Outras doenças sistémicas graves (imunossupressão)	
	Em crianças	Desnutrição grave*	
		Condições de vida extremas**	
		Infecções graves (virais)	
Doenças periodontais necrotizantes em pacientes temporariamente e/ou moderadamente comprometidos	Em doentes com gengivite	Factores não controlados: stress. nutrição, tabagismo, hábitos	GN generalizada. Possível progressão para NP
		Previous NPD: crateras residuais	
		Factores locais: proximidade da raiz, má posição do dente	GN localizada. Possível progressão para NP
		Factores predisponentes comuns para NPD (segundo documento)	NG. Progressão pouco frequente
	Em doentes com penodontia		NP. Progressão pouco frequente

NG. gengivite necrosante; NP. periodontite necrosante. NS. estomatite necrotizante.

As concentrações médias plasmáticas e salivares de retinol, ácido ascórbico total, zinco e albumina reduziram-se de forma acentuada, ou houve uma depleção muito acentuada do retinol, zinco e ascorbato plasmáticos, e os níveis salivares de albumina e cortisol, bem como as concentrações plasmáticas de cortisol, aumentaram significativamente.

Ter em alojamentos precários. exposição a doenças infantis debilitantes, viver perto de gado, falta de higiene oral, acesso limitado a água potável e eliminação deficiente dos resíduos fecais humanos e animais.

"Sarampo, vírus do herpes (citomegalovírus, vírus Epstein-Barr-1, vírus do herpes simples), varicela, malária, doenças febris.

Quadro 10: CLASSIFICAÇÃO DAS DOENÇAS PERIODONTAIS NECROTIZANTES

QUADRO 11: CLASSIFICAÇÃO DO ENDO-PERIO

Lesão endo-periodontal com danos na raiz	Fratura ou fissuração da raiz	
	Perfuração do canal radicular ou da câmara pulpar	
	Reabsorção externa do nxX	
Ínion endo-periodontal sem danos radiculares	Lesão endo-periodontal em pacientes com periodontite	*Gnuif 1* - bolsa periodontal estreita e profunda numa superfície dentária
		(inuif 2 - ptK'ket periodontal largo e profundo numa superfície dentária
		(inuif J - bolsas periodontais profundas em > 1 superfície dentária
	Lesão endo-periodontal em pacientes sem penodontia	*Gnuif 1* - bolsa periodontal estreita e profunda numa superfície dentária
		Gnuif 2 - bolsa periodontal larga e profunda numa superfície de 1 tixxh
		Gnuif J - bolsas periodontais profundas em > 1 tixxh de superfície

TABELA 12: CLASSIFICAÇÃO DOS ABCESSOS

PERIODONTAIS COM BASE NA ETIOLOGIA ENVOLVIDA

Periodont*! abcesso em doentes com periodontite (numa bolsa periodontal pré-existente)	Exacerbação aguda	Periodontite não tratada	
		Não-rc*pon*ivc à terapia periodonliti*	
		Terapia periodontal de apoio	
	Após o tratamento	Pós-escalonamento	
		Po*t-*urgcry	
		Pós-medicação	Antimicrobianos sistémicos
			<Xher drugs: nifedipine
Abcesso periodontal em pacientes sem periodontite (não é obrigatório basear uma bolsa periodontal pré-existente)	Ião de impacto		Fio dentário, elástico ortodôntico, palito de dentes, dique de borracha ou casca de pipocas*
	Hábitos nocivos		Mordedura e cerramento de fios ou unhas
	Fator ortodôntico*		Força ortodôntica* ou uma mordida ero**
	Crescimento gengival excessivo		
	Alteração da superfície nxX	Alterações anatómicas graves	Insag mat cd dente, den* evaginatu* ou odontody*pla*ia
		Pequenas alterações anatómicas	Rutura cementária*, pérola de esmalte* ou sulco de desenvolvimento*
		Condições iatrogénicas	Perfurações
		Danos graves no nxx	Fissura ou fratura, síndrome do dente estalado
		Reabsorção radicular externa	

Devido à apresentação clínica heterogénea das doenças periodontais, os clínicos realizam várias análises de diagnóstico no consultório, muitas vezes dente a dente, para fazer um diagnóstico preciso da fase e do grau. Vários factores de risco que podem influenciar a doença, por exemplo, o tabagismo, a diabetes, a obesidade, o stress e a suscetibilidade genética, são também sistematicamente examinados para um diagnóstico mais abrangente. As análises de diagnóstico clínico baseiam-se geralmente nos sinais e sintomas da inflamação gengival e da destruição dos tecidos periodontais. As principais ferramentas de diagnóstico normalmente utilizadas nas clínicas são a observação clínica (exame, fotografia), a sondagem periodontal e a radiografia.

5. EPIDEMIOLOGIA DAS DOENÇAS PERIODONTAIS: CENÁRIO GLOBAL:

A doença periodontal, que inclui a gengivite e a periodontite, é uma infeção oral comum que afecta os tecidos que rodeiam e suportam os dentes. A doença apresenta-se frequentemente como gengivite, que se caracteriza por hemorragia, gengivas inchadas e dor, e, se não for tratada, progride para periodontite, que envolve a perda da inserção periodontal e do osso de suporte. De acordo com o Global Burden of Disease Study (2016), a doença periodontal grave foi a 11ª condição mais prevalente no mundo. A prevalência da doença periodontal grave foi relatada como variando de 20% a 50% em todo o mundo[33] . É uma das principais causas de perda de dentes que pode comprometer a mastigação, a estética, a auto-confiança e a qualidade de vida. A nível mundial, as doenças periodontais foram responsáveis por 3,5 milhões de anos vividos com incapacidade (YLD) em 2016. Estima-se que as doenças periodontais graves afectem cerca de 19% da população adulta global, representando mais de mil milhões de casos em todo o mundo. Os principais factores de risco da doença periodontal são uma má higiene oral e o consumo de tabaco[34] .

O foco da epidemiologia periodontal global durante o último meio século tem sido a identificação de populações que têm doença periodontal e as disparidades na prevalência da doença entre grupos.[30]

Um grande estudo realizado em 1990 nos EUA por Brown et al. com 15.132 indivíduos com idades compreendidas entre os 18 e os 64 anos fornece uma perspetiva da epidemiologia das doenças periodontais. Este estudo indicou que foram encontradas bolsas de 4-6 mm em 13,4% dos indivíduos, e bolsas de 7 mm ou mais foram encontradas com muito menos frequência, em 0,6% dos indivíduos. Além disso, o estudo indicou que a perda de inserção maior ou igual a 3 mm foi encontrada em 44% dos indivíduos, aumentando com a idade e afectando uma média de 3,4 locais/sujeito. A perda de inserção maior ou igual a 5 mm foi encontrada em 13% dos indivíduos, aumentando com a idade e afectando uma média de 0,7 locais/sujeito, mostrando que a doença periodontal ligeira a moderada está relativamente generalizada.[29]

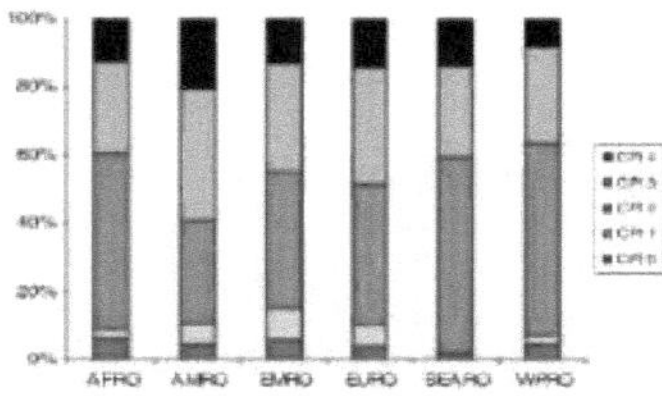

FIG 3. Percentagens médias das pontuações mais elevadas do Índice Periodontal Comunitário (IPC) em pessoas de 35-44 anos com base nos Gabinetes Regionais da OMS (RO). AFRO, África RO; AMRO, Américas RO; EMRO, Mediterrâneo Oriental RO; EURO, Europa RO; SEARO, Sudeste Asiático RO;

WPRO, Western Pacific RO. Reproduzido da Ref. (46) (Reproduzido com permissão).

A distribuição da doença periodontal nos países também difere de acordo com a raça ou grupo étnico no que respeita à prevalência e gravidade. Beck et al. mostraram que os grupos de negros têm um risco de destruição periodontal três vezes superior ao dos brancos da mesma faixa etária. Borrell et al. descobriram que os afro-americanos tinham duas vezes mais probabilidades de ter doença periodontal do que os americanos brancos. O efeito da etnia no estado de saúde periodontal também está documentado em adultos de países em desenvolvimento[29]

PREVALÊNCIA DE GENGIVITE:

País	Ano	Idade *(em anos)*	*Prevalência*
Austrália	1983	5-6	85%
Suécia	1980	3	69%
Suécia	1981	3	35%
REINO UNIDO	1981	5	48%
EUA	1979	5	9%

Tabela 13:
Prevalência de gengivite em crianças

CRIANÇAS:

A gengiva na dentição decídua parece ser resistente à gengivite induzida pela placa bacteriana. Estudos de crianças americanas e inglesas com menos de 5 anos registaram pouca ou nenhuma inflamação gengival. Utilizando critérios rígidos, Poulsen e Moller (1972) encontraram uma prevalência de 25% em crianças dinamarquesas. A gengivite, embora encontrada na primeira infância, é mais prevalente e grave na adolescência e parece estabilizar-se após a adolescência. O período de transição entre os 6 e a puberdade é marcado pela irregularidade dentária e por alterações hormonais[30] .

Foram realizados inquéritos sobre a saúde dentária das crianças no Reino Unido em 1973, 1983 e 1993. Os resultados destes inquéritos mostraram que o número de crianças com placa bacteriana e detritos aumentou de forma constante entre os 5 e os 8 anos de idade, atingindo um patamar e antes de diminuir ligeiramente até aos 15 anos de idade[30] .

ADULTOS:

A gengivite nos adultos é comum e atinge os níveis observados nos adolescentes mais velhos. O primeiro inquérito nacional aos adultos (1960-62) nos EUA revelou que 85% dos homens e 79% das mulheres eram afectados pela gengivite. No inquérito nacional aos adultos empregados nos EUA (1985-86)

Cuttress et al (1983), num estudo com jovens entre os 15 e os 19 anos na Nova Zelândia, mostrou que 79% tinham inflamação gengival. Brown et al (1989) verificaram que a prevalência de gengivite diminuiu de 54% (19-44 anos) para 44% (45-64 anos) e para 36% em pessoas com 65 anos de idade. Na maioria dos casos, a gengivite restringia-se a alguns dentes. Os estudos demonstraram que, na população asiática, a transição da gengivite crónica para a periodontite crónica ocorre numa idade mais precoce do que nos europeus, embora a diferença possa dever-se a diferenças nos hábitos de higiene oral relacionadas com a educação e os níveis socioeconómicos.

PREVALÊNCIA DA PERIODONTITE:

CRIANÇAS:

A periodontite pode afetar a dentição primária, normalmente associada a uma doença sistémica subjacente importante e a uma falha na resposta do hospedeiro, como na síndrome de Down, na diabetes juvenil, etc. Mas a periodontite juvenil, ou seja, a periodontite destrutiva precoce, foi relatada em crianças saudáveis do Alabama por Cogen et al. em 1992.

ADULTOS:

Dados recolhidos em muitas partes do mundo [1980] mostram que a prevalência de periodontite grave se situa entre 7 e 15% em quase todas as populações, independentemente do seu estado de desenvolvimento económico, higiene oral ou disponibilidade de cuidados dentários. Kelly et al, em 2000, referiram que 54% dos adultos tinham algumas bolsas periodontais de 4 mm ou mais e 5% bolsas graves [mais de 6 mm][29] . Tem-se verificado que, com a idade, a prevalência de bolsas periodontais aumenta, com a periodontite grave a afetar 10 a 15% da população. Por exemplo, no Reino Unido, a prevalência da doença periodontal aumentou com a idade, de tal forma que, a partir dos 55 anos, pelo menos 75% da população tinha uma bolsa periodontal ou perda de inserção de pelo menos 4 mm num ou mais locais. Este é também o caso nos países da América Latina.[3]

NAS REGIÕES DA ÁSIA E DA OCEÂNIA:

Cinquenta e cinco Estados soberanos e dependências, onde vivem cerca de quatro mil milhões de pessoas, ou seja, 60% da população mundial, estão situados na região asiática, que cobre 29,9% da superfície terrestre. Um grande número de línguas é falado pelos numerosos grupos étnicos que vivem em várias paisagens, desde o nível do mar até às alturas dos Himalaias. A periodontite é uma doença humana complexa, induzida por biofilmes orais patogénicos periodontais e agravada por factores ou indicadores de risco como o tabagismo, a idade, a diabetes mellitus, o stress (depressão, ansiedade, tensão profissional ou financeira), o sexo, os níveis de educação e a infeção pelo vírus da imunodeficiência humana (VIH). Dada a diversidade das populações asiáticas, é interessante notar que a prevalência da doença periodontal no continente asiático se situa a um nível semelhante, na ordem dos 15 a 20%. Estudos que incluem minorias numa população mostraram que as minorias asiáticas têm uma prevalência mais elevada de doença periodontal, mas um estudo americano sobre estes grupos étnicos/raciais numa população urbana sugeriu que as variáveis associadas à etnia/raça, como o estatuto profissional, são em grande parte responsáveis pelas disparidades observadas na doença periodontal destrutiva.[33]

Uma conclusão possível é que o facto de os asiáticos não sofrerem mais de doença periodontal pode ser explicado pela higiene oral e pela exposição a uma série de factores e marcadores de risco que actuam de forma variada ao nível do indivíduo e ao nível local intra-oral e dentário.

Figura 4: Estudos efectuados na Índia

1. Marshal-Day and Shourie KL. (1947) reported 99.4 percent gingivitis in 9–17 years age group.
2. Mehta and Sanjana (1956) found in 1640 children that 96.9 percent had gingivitis [11–16 age group].
3. According to Nagraj Rao et al (1980) 28 percent had marginal gingivitis and 72 percent chronic generalized gingivitis in 5–10 years of age.
4. Doifode *et al.*(2000) Maharashtra(Nagpur) in 5061 (all age groups) reported a total 34.8 percent Periodontal diseases with:

<15 years	18.4%
15–30 years	36.4%
30–60 years	50.2%
60+ years	54.4%

5. Gathwala (1993) Haryana (Rohtak) reported 36.3 percent gingivitis in 501 children (5–13 years).
6. Shah 2003 Delhi South Delhi CPI index 1052 (above 60 years) 100 percent with:

Mild	: 9.1%
Moderate	: 19%
Severe	: 71.9%

NA ÍNDIA

A doença periodontal na Índia tem sido um desafio devido à falta de conhecimentos técnicos, à baixa prioridade dada aos cuidados de saúde oral e ao elevado custo económico. O pressuposto de que a doença periodontal é uma condição relacionada com a idade, agravado por uma má compreensão da sua história natural e por grandes variações na sua medição, especialmente em contextos comunitários, explica o número limitado de estudos efectuados para estimar a prevalência das doenças periodontais. O Inquérito Nacional de Saúde Oral de 2002 continua a ser o único inquérito nacional da Índia que utiliza a metodologia da OMS para estimar o peso da doença periodontal[34] . A prevalência global da doença periodontal na Índia, com base nos 24 estudos incluídos que envolveram 68.140 adultos, foi de 51%. Estes números traduzem-se na estimativa de que quase um em cada dois adultos indianos ou 320 milhões de pessoas têm alguma forma de doença periodontal. Esta estimativa é semelhante à prevalência da doença periodontal (47,2%) nos adultos americanos. No entanto, a qualidade metodológica é bastante diferente entre as estimativas de prevalência dos estudos americanos e indianos. A avaliação metodológica das estimativas da doença periodontal é superior entre os estudos americanos que utilizaram dados regulares do NHANES (National Health and Nutrition Examination Survey), ao contrário das estimativas indianas provenientes de estudos heterogéneos[30] . (FIG:4)(TABELA 14)

Quadro 14: Estudos periodontais efectuados na Índia[29,34]

Primeiro autor	Local de estudo	Divisão	Ano	Objectivo da amostra população	Total da amostra Doença	Índice utilizado para medir periodontal	Faixa etária (yean)	QA pontuação
Mehta K[5]	Uttar Pradesh	Norte	1987	Não especificado	885	CPITN	30-35	0.6
AitilS[15]	Kerala	Sul	1990	Não especificado	1942	CPITN	25-44	0.7
RaoS[16]	L'ttar Pradesh	Norte	1993	Rural	273	CPITN	35-44 JI65-74	0.8
Jagadecshan	Pondicherry	Sul	2000	Rural	736	CPITN	20 >	0.7
Madden IM	AndhraPradesh	Sul	2000	Não especificado	133	CPITN	25 >	0.5
Singh CP	Punjab	Norte	2005	Não especificado	1000	CPITN	18 >	0.7
Kumar TS	Rajastão	Oeste	2009	Tribal	1590	CPITN	18-54	0.8
Singh T[1]	Karnataka	Sul	2009	Não especificado	1564	CPITN	20-29	0.5
Mehta R"	Bengala Ocidental	Leste	2010	Não especificado	18594	CPITN	20 >	0.5
Kumar A	Haryana	Norte	2010	Rural	1152	CPITN	20-74	1
Kundu D	Bengala Ocidental	Leste	2011	Não especificado	18418	CPITN	20 >	0.7
Singh A"	Uttar Pradesh	Norte	2012	Rural	1026	CPITN	35 >	0.6
Grewal Y[25]	Punjab	Norte	2014	Rural	340	CPITN	18-74	0.6
Goswami D[10]	Assam	Leste	2014	Rural	372	CPITN	20 >	0.8
Jaykrishnan R	Kerala	Sul	2005	Não especificado	504	CPITN	30-50	1
Nethravathi N	Karnataka	Sul	2015	Não especificado	1500	CPITN	15-74	0.5
Kumar V[27]	Uttar Pradesh	Norte	2015	Não especificado	1280	CPITN	20 >	0.8
Mauna R	Jammu e Caxemira	Norte	2015	Não especificado	810	CPITN	18-50	0.5
Sckhon T*	Karnataka	Sul	2015	Rural	1564	CPITN	20 >	0.8
KhistcS"	Maharashtra	Central	2017	Rural	384	CPITN	18 >	0.8
BahRK	Índia	Norte, Sul, Este e Oeste Central	2002	Não especificado	33296	IPC	35-44 465-74	1
Kadanakuppc S[3]	Karnataka	Sul	2013	Tribal	1886	IPC	18-74	0.8
Philips B	Tamil Nadu	Sul	2013	Tribal	303	IPC	35-44	0.7
Srivastava R	Delhi	Norte	2013	Não especificado	448	IPC	60 4 acima	1
BatraM	Uttar Pradesh	Norte	2014	Não especificado	550	IPC	20-49	0.8
Handa S[34]	Haryana	Norte	2016	Urbano	324	IPC	35-44 465-74	1
Ramojirao MV	Andhra Pradesh	Sul	2016	Rural	231	IPC	35 >	0.7
ShahN"	Haryana	Norte	2017	Rural	408	IPC	35-44 465-74	1
ValsanI[37]	Kerala	Sul	2016	Tribal	420	IPC	35-44 465-74	1
Shrivastav	Madhya Pradesh	Central	2018	Tribal	286	IPC	25>	1

A estimativa atual do tipo grave de periodontite é superior à do recente estudo Global Burden of Disease (1990-2010) sobre a periodontite grave, com uma prevalência de 11,2% e cerca de 743 milhões de pessoas afectadas em todo o mundo. A prevalência global de periodontite generalizada e grave entre adultos variou entre 5 e 15%, independentemente das considerações geográficas e dos instrumentos de medição. A prevalência global da periodontite foi mais elevada nos adultos de idade mais avançada.

Este fardo da periodontite continuará a aumentar com o envelhecimento crescente da população indiana, associado a uma maior retenção de dentes e à possível falta de importância dada aos cuidados dentários geriátricos; um fenómeno comum a nível mundial. A hemorragia gengival é um sinal precoce de periodontite e um marcador de risco importante para a inflamação periodontal existente, que é responsável pelo início e progressão da periodontite. Várias análises referem que a prevalência da gengivite é de cerca de 47%. Este valor é indicativo de que a população está em risco de doença periodontal e o seu peso pode ser superior a 51% da população indiana.

Uma vez que a Índia não dispõe de uma vigilância contínua das doenças orais, a única opção para avaliar o peso das doenças orais na nossa população é reunir dados de vários estudos de prevalência. As evidências da análise conjunta de estudos de prevalência mostram um peso muito elevado das doenças periodontais entre os adultos indianos[30]

.

41

6. PRINCÍPIOS DOS TESTES DE DIAGNÓSTICO:

Os médicos utilizam testes de diagnóstico para aumentar a probabilidade de fazer diagnósticos correctos. Em medicina dentária, o diagnóstico da doença periodontal é feito através da assimilação de informação clínica e radiográfica, como a hemorragia à sondagem, a profundidade da bolsa, a perda de inserção e a perda óssea. No entanto, estão a ser feitos progressos no desenvolvimento de testes de diagnóstico da doença periodontal[3] . Uma vez que a doença periodontal é uma doença crónica e infecciosa, foram desenvolvidos testes microbiológicos para detetar a presença de agentes patogénicos periodontais específicos no sulco gengival ou nas bolsas. Estes testes são úteis para planear o tratamento de novos pacientes, selecionar intervalos de revisão apropriados, monitorizar a terapia periodontal, determinar a terapia antibiótica apropriada para pacientes que não respondem à terapia convencional e rastrear pacientes antes de uma terapia extensiva de restauração ou de implantes.[38] Além disso, estão a ser desenvolvidos testes imunológicos e bioquímicos para medir a resposta do indivíduo aos agentes patogénicos periodontais. À medida que mais destes testes se tornam disponíveis, tornar-se-á cada vez mais importante que os clínicos compreendam os princípios dos testes de diagnóstico

ACTIVIDADE DA DOENÇA PERIODONTAL:

O termo atividade da doença é atualmente utilizado na literatura para conotar um processo dinâmico em curso, resultando na perda de inserção clínica ou de osso alveolar, sendo uma área referida como quiescente quando uma localização doente se torna inativa ou estável, com ou sem terapia. As Figuras 5 e 6 ilustram o maior problema com que os clínicos se confrontam atualmente, nomeadamente, a diferenciação entre a atividade da doença atual e a destruição periodontal passada. Na Fig. 5, um paciente apresentou-se para um exame periodontal com uma topografia gengival relativamente normal e alguma recessão. O sangramento à sondagem era mínimo; no entanto, as profundidades de sondagem variavam entre 8 e 10 mm em todos os dentes, e as radiografias (Fig. 6) revelavam reabsorção óssea avançada nas arcadas maxilar e mandibular. A tomada de decisões relativamente à terapia foi dificultada pela incapacidade dos testes clínicos para diferenciar entre locais activos e quiescentes da doença em qualquer momento. Por exemplo, se este doente estivesse em remissão, a cirurgia apenas alteraria a topografia gengival. Da mesma forma, os testes microbiológicos podem não refletir os agentes patogénicos que induziram a destruição. Por conseguinte, para clarificar a capacidade dos testes clínicos e laboratoriais para detetar e prever a atividade da doença, as investigações actuais têm de ser realizadas durante períodos documentados de rutura[15].

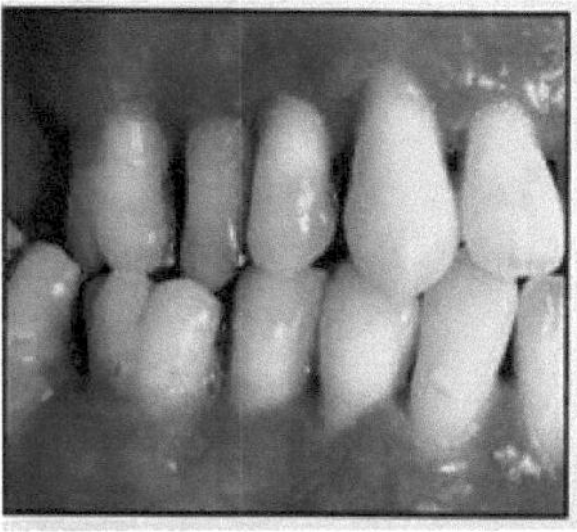

FIG 5 A fotografia clínica não demonstra sinais evidentes de patose periodontal, apesar de bolsas de 8 a 10 mm à volta de todos os dentes.

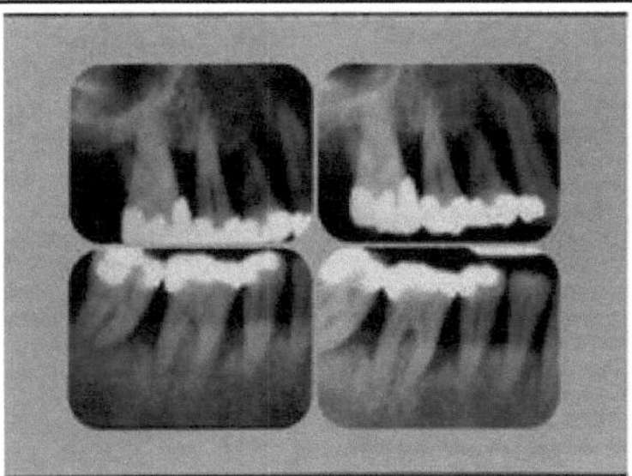

FIG 6. A radiografia indica que existe uma perda de 70% a 80% de osso alveolar nas arcadas maxilar e mandibular. No entanto, esta é uma imagem estática e não indica que a perda óssea esteja a decorrer.

LIMIARES DE ACTIVIDADE DE DOENÇAS:

Em muitos estudos, para evitar resultados falsos positivos devido a erros de sondagem, foi estabelecido um limiar de atividade da doença. Os doentes tinham de perder 1,5, 2 ou 3 mm de inserção clínica antes de um local ser considerado ativo. No entanto, a utilização de padrões muito rigorosos (ou seja, 3 mm) pode criar a impressão de que a progressão da doença é rara, uma vez que poucos locais perdem tanto em poucos meses. A Figura 7 ilustra que uma distância de 3 mm representa cerca de 25% do comprimento de uma raiz de molar. Quando este padrão foi utilizado para determinar se os parâmetros clínicos podiam prever a atividade da doença, os resultados foram fracos. No entanto, quando foi utilizado um critério de 1,5 mm, os parâmetros clínicos previram a perda de inserção em 30% a 40% das vezes. Por conseguinte, os testes clínicos utilizados por rotina (por exemplo, hemorragia, supuração, vermelhidão, profundidade residual da bolsa) podem ajudar a diagnosticar a inflamação e a gravidade da destruição da doença, mas são limitados na previsão da atividade da doença.

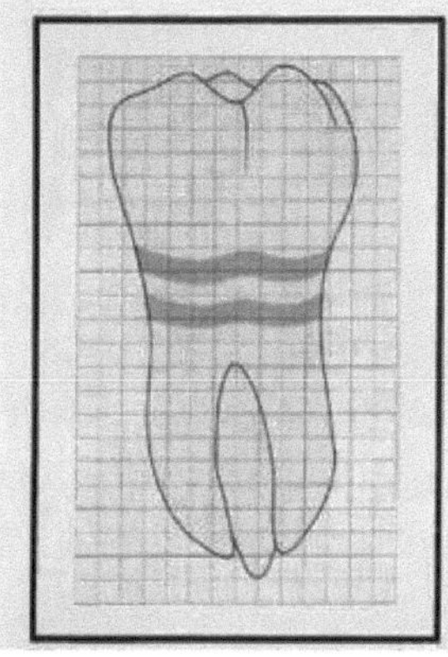

FIG 7. Este diagrama ilustra que as normas rigorosas para definir a atividade da doença (3 mm) podem representar um risco para os doentes, porque uma quantidade considerável de osso alveolar ou perda de inserção ocorrerá antes de a atividade da doença ser reconhecida.

Os padrões elevados ajudaram os investigadores a clarificar quais os micróbios que se encontram normalmente nos locais em deterioração. No entanto, critérios como 3 mm são demasiado rigorosos para serem utilizados pelos clínicos antes de iniciarem a terapêutica, porque representam um risco demasiado elevado para os doentes. São necessários esforços contínuos para clarificar a relação entre os sinais de diagnóstico da doença e os locais activos. Isto é facilitado pela utilização de sondas automatizadas, que reduzem o erro de medição, permitindo assim que os investigadores utilizem quantidades menores de perda de aderência como critério para a atividade da doença.[15]

FÓRMULAS ESTATÍSTICAS:

A Tabela 15 enumera termos que representam fórmulas estatísticas e que são utilizados para comparar a exatidão relativa dos métodos de diagnóstico.

A sensibilidade do diagnóstico refere-se à frequência com que um teste será positivo quando a doença está presente. A especificidade do diagnóstico indica a frequência com que o teste será negativo quando a doença está ausente. Por exemplo, a gengivite pode ser um teste sensível para a periodontite, porque está normalmente associada à periodontite. No entanto, o rastreio da gengivite não seria específico porque é frequentemente observado quando a periodontite não está presente. Para que um teste seja exato, deve ser simultaneamente sensível e específico. Os valores preditivos também são calculados para ajudar a determinar se a presença de determinados parâmetros pode prever uma destruição adicional. Uma vez elucidada a capacidade dos testes clínicos e laboratoriais para prever o início da atividade da doença, estes facilitarão a terapia interceptiva[15] .

QUADRO 15. FÓRMULAS ESTATÍSTICAS:

Sensibilidade	= N.º de indivíduos doentes com um teste positivo
	N.º total de indivíduos doentes testados
Especificidade	= N.º de indivíduos não doentes com um teste negativo
	N.º total de indivíduos não doentes testados = N.º de
Valores preditores positivos	testes positivos em indivíduos doentes
	N.º total de testes positivos
Valores preditores negativos	= N.º de testes negativos de indivíduos doentes
	N.º total de testes negativos

SENSIBILIDADE E ESPECIFICIDADE:

Quando um teste de diagnóstico de uma doença ou patologia dá um resultado positivo, o resultado pode ser correto (verdadeiro positivo) ou incorreto (falso positivo). Quando um teste dá um resultado negativo, o resultado pode ser verdadeiro (verdadeiro negativo) ou falso (falso negativo) (Quadro 16). A capacidade de um teste para dar uma resposta correcta é indicada pela sua sensibilidade e especificidade. A sensibilidade de um teste é a proporção de indivíduos com a doença que apresentam um resultado positivo[3] .

É pouco provável que um teste altamente sensível seja negativo quando alguém tem a doença (falso negativo). Um médico deve escolher um teste altamente sensível quando as consequências de não identificar uma pessoa com uma doença podem ser graves, como durante o teste para a infeção pelo vírus da imunodeficiência humana (VIH). Outro exemplo seria um teste microbiológico para a doença periodontal ativa. Embora as consequências não sejam tão potencialmente graves como no exemplo do VIH, um resultado falso-negativo para a doença periodontal ativa poderia significar que não seria prescrita a terapêutica adequada. Os testes sensíveis também são úteis quando um médico pretende excluir possíveis doenças durante as fases iniciais dos exames de diagnóstico ou para despistar doenças durante os exames físicos de rotina. Como os testes sensíveis raramente dão resultados falso-negativos, os testes sensíveis são mais informativos quando os resultados são negativos.[3] Ou seja, se os resultados forem negativos, o médico pode ter uma certeza razoável de que a pessoa não tem a doença.

Tabela 16: Comparação dos resultados dos testes de diagnóstico com a doença verdadeira Estado		
ESTADO REAL DA DOENÇA		
Resultado do teste	Doença	Sem doença
Positivo	A (Verdadeiro positivo)	B (Falso positivo)
Negativo	C (Falso negativo)	D (Verdadeiro negativo)
Sensibilidade	A - (A + C)	
Especificidade	I) : (B 1 D)	
Valor preditivo positivo	A - (A + B)	
Valor preditivo negativo	D - (C + D)	

A especificidade de um teste é a proporção de indivíduos sem a <u>doença que apresentam resultados negativos. É pouco provável que um teste altamente específico seja</u> positivo quando uma pessoa não tem a doença (falso positivo). Os testes específicos são especialmente indicados quando o diagnóstico incorreto de uma doença na ausência de doença pode prejudicar uma pessoa do ponto de vista emocional, físico ou financeiro.[38] Por exemplo, um teste de rastreio falso-positivo para o VIH pode causar um stress emocional significativo até que seja possível realizar um teste mais definitivo. Embora um teste microbiológico falso-positivo para a doença periodontal ativa possa significar tratamento e despesas desnecessários, também pode significar que uma pessoa que deseje um tratamento de restauração extensivo ou implantes dentários seja indevidamente considerada de "alto risco" para esses cuidados. Uma vez que os testes altamente específicos raramente dão resultados falsos positivos, os testes específicos são mais informativos para os clínicos quando os resultados são positivos.[3]

Idealmente, um teste de diagnóstico deveria ser altamente sensível e específico; no entanto, para a maioria dos testes, a sensibilidade é obtida à custa da especificidade e vice-versa. Isto deve-se ao facto de a maioria dos resultados dos testes de diagnóstico assumirem valores distribuídos por uma gama de valores. Nestes casos, é necessário estabelecer um limiar, ou ponto de corte, para distinguir entre resultados positivos e negativos. À medida que o limiar é aumentado ou diminuído, a sensibilidade e a especificidade mudam em direcções opostas. Atualmente, o limiar para a hipertensão é uma pressão arterial diastólica de 90 mm Hg. No entanto, se o limiar para a hipertensão fosse aumentado para 100 mm Hg, o número de falsos positivos diminuiria (aumento da especificidade) e o número de falsos negativos aumentaria (diminuição da sensibilidade). A decisão sobre onde colocar um limiar para um teste depende da penalização pela tomada de uma decisão errada[15]. Se a penalização por um resultado falso-negativo for superior à penalização por um resultado falso-positivo, deve ser selecionado um limiar que torne o teste mais sensível. No entanto, se a penalização por um resultado falso-positivo for mais elevada, deve ser selecionado um limiar que torne o teste mais específico. Uma vez que os testes de diagnóstico raramente são simultaneamente sensíveis e específicos, é por vezes administrado primeiro um teste altamente sensível para excluir pessoas que não têm a doença. Em seguida, as pessoas com resultados positivos são submetidas a um teste altamente específico para excluir as pessoas que têm a doença

<u>VALOR PREDITIVO:</u>

A sensibilidade e a especificidade são características de um teste de diagnóstico que são úteis na escolha de um teste adequado. No entanto, assim que um médico recebe o resultado do teste, a questão mais relevante passa a ser: "Tendo em conta este resultado do teste, qual é a probabilidade de estar correto?" A resposta a esta pergunta é o valor preditivo do teste. A probabilidade de uma pessoa com um teste positivo ter a doença é designada por valor preditivo positivo do teste (A * [A + B], como se mostra no Quadro 17). A probabilidade de uma pessoa com um teste negativo não ter a doença é designada por valor preditivo negativo (D * [C + D]). Para um determinado teste de diagnóstico, os valores preditivos são influenciados pela prevalência da doença na população testada.[29] À medida que a prevalência da doença na população diminui, uma maior proporção de testes positivos é falsa. À medida que a prevalência da doença aumenta, uma maior proporção de testes negativos é falsa. Esta situação explica-se melhor se olharmos para os extremos da prevalência. Considere-se uma população em que ninguém tem a doença. Nesse grupo, todos os resultados positivos, mesmo para um teste muito específico, serão falsos positivos. Por conseguinte, à medida que a prevalência da doença numa população se aproxima de zero, o valor preditivo positivo de um teste também se aproxima de zero. Por outro lado, se todas as pessoas numa população testada tiverem a doença, todos os resultados negativos serão falsos negativos, mesmo para um teste muito sensível. À medida que a prevalência se aproxima dos 100%, o valor preditivo negativo aproxima-se de zero. Devido à influência da prevalência nos valores preditivos dos testes, os médicos têm de estar cientes da probabilidade de o doente ter a doença[15] .

Apesar de existirem muitos marcadores potenciais para a atividade e progressão da doença periodontal, há muitas características que ainda impedem a capacidade de os utilizar como testes de diagnóstico de utilidade comprovada. Continua a faltar um "padrão de ouro" comprovado para a progressão da doença e, por isso, a correlação destes potenciais marcadores com a perda de inserção clínica comprovada pode ser um potencial fator de confusão em qualquer teste proposto. Após todos estes anos de investigação intensiva, ainda não dispomos de um teste de diagnóstico comprovado que tenha demonstrado um elevado valor preditivo para a progressão da doença, que tenha um impacto comprovado na incidência e prevalência da doença e que seja simples, seguro e económico.

7. MEIOS AUXILIARES DE DIAGNÓSTICO DA DOENÇA PERIODONTAL:

I. INTERPRETAÇÃO REVISTA DOS DADOS CLÍNICOS

PARÂMETROS:

Ao avaliarem os locais durante longos períodos de tempo, os investigadores descobriram que os pressupostos relativos à capacidade dos sinais de diagnóstico de inflamação habitualmente utilizados para monitorizar a atividade da doença eram inválidos. A Figura 8 é um exemplo da razão pela qual a maioria dos parâmetros clínicos teve de ser reavaliada durante a última década. O incisivo central mandibular esquerdo tem aproximadamente 70% de inserção clínica e perda de osso alveolar, há 8 mm de recessão, nenhuma gengiva queratinizada aderida, 1 a 2 mm de mobilidade no sentido vestibulolingual, um puxão do frênulo na margem gengival e vermelhidão no lado mesial, sugerindo a presença de gengivite. Além disso, a microscopia de contraste de fase revelou espiroquetas na placa subgengival. No entanto, apesar de todos estes sinais que outrora foram considerados parâmetros de atividade da doença, o dente permaneceu funcional durante os últimos 5 anos, sem perda adicional de inserção. Achados semelhantes em muitos estudos ditaram a necessidade da aplicação de métodos científicos para avaliar a relação entre os parâmetros clínicos e a atividade da doença[15] . A secção seguinte revê alguns conceitos alterados relativamente aos parâmetros clínicos utilizados rotineiramente.

Fig. 8. Incisivo mandibular (dente 25) manifestando vários sinais de patose periodontal. No entanto, os níveis de inserção permaneceram constantes durante anos.

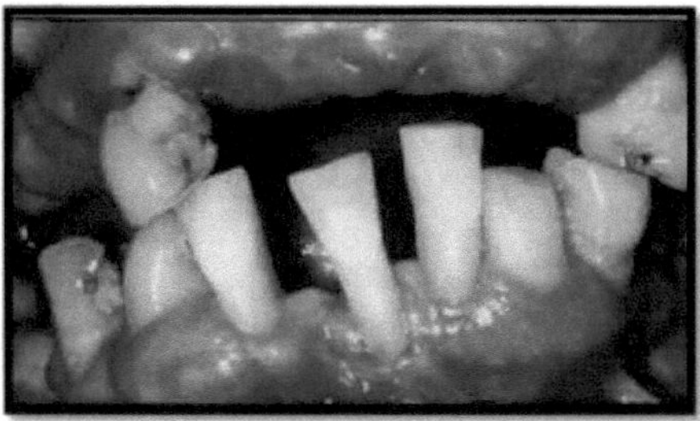

As doenças periodontais são doenças humanas prevalentes definidas pelos sinais e sintomas de inflamação gengival e destruição dos tecidos periodontais. Estas doenças são convencionalmente diagnosticadas pela avaliação clínica dos sinais de inflamação na gengiva sem destruição do tecido periodontal (gengivite) ou pela presença de inflamação e destruição do tecido (periodontite). A periodontite é caracterizada por uma perda de ligação do tecido conjuntivo que começa na junção cemento-esmalte, ou mesmo apicalmente, e se estende apicalmente ao longo da superfície da raiz. O diagnóstico clínico tradicional é efectuado medindo a perda de ligação do tecido conjuntivo à superfície da raiz (perda de ligação clínica) ou a perda de osso alveolar (perda óssea radiográfica)[3] (Figura 9).

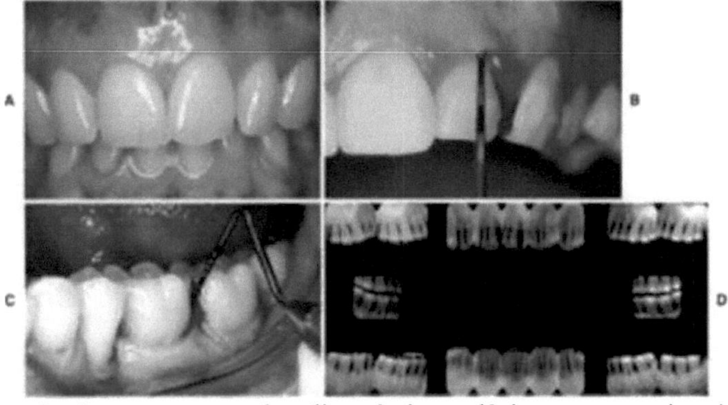

Figura 9. Instrumentos de diagnóstico clínico convencionais. A) Diagnóstico visual. B) Sondagem periodontal. C) Sangramento à sondagem. D) Série radiográfica intra-oral periapical.

A avaliação da doença, tal como realizada num determinado momento, tenta identificar e quantificar os sinais clínicos actuais de inflamação, bem como a evidência histórica de danos, com a sua extensão e gravidade. No entanto, a avaliação não pode identificar de forma fiável os locais com destruição periodontal em curso e não fornece qualquer informação sobre a causa da condição, sobre a suscetibilidade do paciente à doença, se a doença está a progredir, se está em remissão ou se a resposta à terapia será positiva ou negativa. A visão atual da história natural da doença periodontal destrutiva é que a suscetibilidade à doença está relacionada com toda a pessoa e não com o local. Isto significa que a suscetibilidade de uma pessoa e os mecanismos de defesa do hospedeiro são generalizados. No entanto, o próprio processo da doença é considerado específico do local e tem uma origem multifatorial em que os agentes patogénicos periodontais, a resposta do hospedeiro e os factores de risco genéticos, sistémicos e comportamentais interagem para desenvolver o processo da doença. À luz desta informação, deve ser considerada a inclusão de factores microbiológicos, imunológicos, sistémicos, genéticos e comportamentais, para além dos parâmetros clínicos e radiográficos tradicionais, ao avaliar o estado do paciente. Esta secção revê sistematicamente os avanços feitos na utilização destes parâmetros.

III.HEMORRAGIA GENGIVAL:

Os dois sinais mais precoces de inflamação gengival que precedem a gengivite estabelecida são;

(1) Aumento da taxa de produção de fluido crevicular gengival e

(2) Hemorragia do sulco gengival à sondagem suave[3]

A avaliação clínica do grau de inflamação gengival inclui a avaliação da vermelhidão e do inchaço da gengiva, juntamente com a avaliação do sangramento gengival[15] . Embora os sinais clínicos mais precoces da gengivite consistam em alterações de cor e textura, podem existir alterações estruturais subjacentes sem sinais clínicos correspondentes. O sangramento gengival está relacionado com a presença persistente de placa bacteriana nos dentes e é considerado como um sinal da resposta inflamatória associada. Os indivíduos que se abstêm dos procedimentos normais de higiene oral têm como resultado um aumento da acumulação de placa bacteriana e demonstram um aumento concomitante da hemorragia gengival à medida que a gengivite se desenvolve num período de 2 a 3 semanas. Além disso, a utilização da hemorragia gengival como indicador de inflamação tem a vantagem clínica de ser mais objetiva, uma vez que as alterações de cor requerem uma estimativa subjectiva. Também foi demonstrado que a hemorragia gengival é um bom indicador da presença de uma lesão inflamatória no tecido conjuntivo na base do sulco e que a gravidade da hemorragia aumenta com o aumento do tamanho do infiltrado inflamatório.[39] Portanto, os clínicos tendem a avaliar a gengivite apenas pelo sangramento gengival, com o uso de uma sonda periodontal ou um limpador interdental de madeira, em vez de usar sinais visuais de inflámação e sangramento (Figura 10). Para além de um indicador de inflamação gengival, alguns investigadores sugeriram que a hemorragia gengival é também um indicador da atividade da doença[40] ; no entanto, a sua relação com a progressão da doença não é clara.

Lang et al.[41] , num estudo retrospetivo, referiram que os locais que sangravam à sondagem em várias visitas tinham uma maior probabilidade de perder a adesão do que aqueles que sangravam numa visita ou não sangravam. No entanto, estudos longitudinais bem controlados investigaram os valores preditivos destes sinais clínicos, tentando correlacioná-los com a perda de inserção, mas não conseguiram demonstrar uma correlação significativa entre a hemorragia à sondagem e outros sinais clínicos e a subsequente perda de inserção.[42] Uma outra limitação da utilização da hemorragia como parâmetro inflamatório é a possibilidade de sítios saudáveis poderem sangrar à sondagem. Lang et al. demonstraram que qualquer força superior a 0,25 N pode provocar hemorragia em locais saudáveis com um periodonto intacto[41] .

Em resumo, embora a hemorragia à sondagem possa ter um valor preditivo limitado para a progressão da doença, a sua ausência indica estabilidade periodontal com elevada probabilidade. No entanto, este facto pode não ser verdadeiro em fumadores intensivos. Diferentes estudos relataram que o tabagismo pode mascarar os sinais inflamatórios da gengivite e da periodontite, particularmente a propensão das gengivas para sangrar durante a escovagem, ao comer ou após a sondagem periodontal.[43] De igual modo, um estudo recente demonstrou que, apesar de uma diminuição significativa dos valores de placa, os indivíduos tiveram um aumento de duas vezes na hemorragia à sondagem após deixarem de fumar, sugerindo fortemente que os sinais de inflamação foram inibidos pela experiência de fumar. Os mecanismos pelos quais o tabaco pode exercer uma ação supressora sobre a capacidade de sangramento das gengivas não são bem compreendidos. O efeito clínico da redução da hemorragia nos fumadores é, presumivelmente, causado pelo uso prolongado do tabaco e não por eventos agudos. Parece provável que a interferência do tabaco nesta propriedade dos tecidos periodontais não seja causada por uma ação vasoconstritora (da nicotina), mas sim o resultado de uma influência mais profunda na vasculatura e no metabolismo celular.[44]

IV.TEMPERATURA GENGIVAL:

Os investigadores tentaram desenvolver outras medidas de inflamação periodontal que podem ser úteis quando os sinais clínicos habituais não são fiáveis. Uma dessas medidas é a temperatura subgengival. Kung et al. afirmam que as sondas térmicas são dispositivos de diagnóstico sensíveis para medir alterações inflamatórias precoces nos tecidos gengivais.[45] Um sistema disponível comercialmente, a sonda PerioTemp (Abiodent), permite o cálculo do diferencial de temperatura (DT, com uma sensibilidade de 0,1° C) entre a bolsa sondada e a temperatura subgengival (Figura 10). Este diferencial de temperatura é útil porque permite considerar as diferenças de temperatura central entre indivíduos. As diferenças de temperatura individuais são comparadas com as esperadas para cada dente, e as bolsas de temperatura mais elevada são sinalizadas com um díodo emissor de vermelho[3] . Estudos demonstraram que a temperatura subgengival em locais doentes está aumentada em comparação com locais saudáveis e que existe um gradiente natural de temperatura antero-posterior dentro das arcadas dentárias (locais posteriores mais quentes do que locais anteriores). Para além disso, os locais mandibulares foram referidos como sendo mais quentes do que os locais maxilares.[46] A razão pela qual a temperatura aumenta com a profundidade de sondagem permanece desconhecida. Uma explicação possível é um aumento da atividade celular e molecular causado pelo aumento da inflamação periodontal com o aumento da profundidade de sondagem.

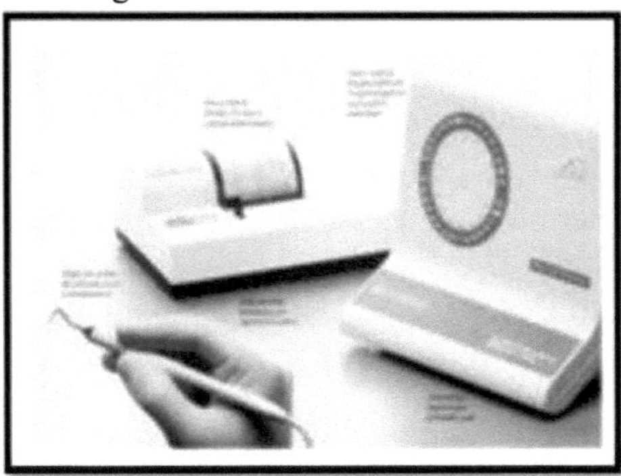

Figura10: Sistema de sonda periodontal térmica: Monitor eletrónico Perio-Temp

Em relatórios subsequentes, Haffajee et al. também descobriram que a temperatura elevada do local subgengival estava particularmente relacionada com a perda de inserção em bolsas pouco profundas e quePrevotella intermedia, Peptostreptococcus micros, Porphyromonasgingivalis, Tannerella forsythia e Actinobacillusactinomycetemcomitans tinham proporções elevadas na microbiota total em locais com temperaturas elevadas[46] . Não é claro se os agentes patogénicos são responsáveis pela temperatura mais elevada, iniciando o processo inflamatório, ou se o aumento da temperatura proporciona um ambiente suscetível para os agentes patogénicos. Recentemente, estudos relataram diferenças nos diferenciais de temperatura entre a temperatura subgengival e a temperatura sublingual em fumadores em comparação com não fumadores.[47] Por conseguinte, o tabagismo e as profundidades de sondagem devem ser considerados quando a temperatura é utilizada como meio de diagnóstico ou monitorização da saúde periodontal.

V. SONDAGEM PERIODONTAL:

A ferramenta de diagnóstico mais utilizada para a avaliação clínica da destruição do tecido conjuntivo na periodontite é a sonda periodontal. De facto, o aumento da profundidade de sondagem e a perda de inserção clínica são patognomónicos da periodontite, pelo que a sondagem da bolsa é um procedimento crucial e obrigatório no diagnóstico da periodontite e na avaliação da terapia periodontal. Atualmente, o "padrão de ouro" para registar alterações no estado periodontal é a medição longitudinal dos níveis de inserção clínica a partir da junção cemento-esmalte ou um nível de inserção relativo a partir de um ponto de referência fixo. A redução da profundidade da bolsa e o ganho de inserção clínica são as principais medidas de resultados clínicos utilizadas para determinar o sucesso do tratamento[3] (Figura 11.)

No entanto, a utilização de uma sonda periodontal apresenta muitos problemas em termos de sensibilidade e reprodutibilidade das medições. As leituras da profundidade da bolsa clínica obtidas com a sonda periodontal não coincidem normalmente com a profundidade da bolsa histológica porque a sonda penetra normalmente no nível coronal do epitélio juncional e a localização exacta da ponta da sonda depende do grau de inflamação dos tecidos conjuntivos subjacentes. Se o tecido estiver inflamado, oferece menos resistência à penetração da sonda, e a ponta da sonda coincide ou é apical ao nível coronal da ligação do tecido conjuntivo.[48] Por outro lado, após a utilização de instrumentos subgengivais, a gengiva cicatrizada demonstra uma maior resistência à sondagem periodontal.[49] Estes factos podem não ser verdadeiros quando se faz o diagnóstico clínico em fumadores. A redução da inflamação e da hemorragia e o aumento da fibrose registados nos fumadores podem afetar as medições clínicas da sondagem devido a uma menor penetração da ponta da sonda. Um estudo de validade da sondagem demonstrou que, com uma sonda de força constante, a profundidade de sondagem clínica nos molares dos fumadores era inferior à dos não fumadores, o que pode refletir mais fielmente a verdadeira profundidade da bolsa e os níveis de inserção com uma menor penetração da ponta da sonda nos tecidos, tal como demonstrado pela redução da inflamação nos fumadores em comparação com os não fumadores.

A disparidade entre as medições também depende da técnica de sondagem, da força de sondagem, do tamanho da sonda, do ângulo de inserção da sonda e da precisão da calibração da sonda[48] (Figura 11 abaixo). Todas estas variáveis contribuem para os grandes desvios padrão (0,5-1,3 mm) nos resultados clínicos da sondagem, o que dificulta a deteção de pequenas alterações.

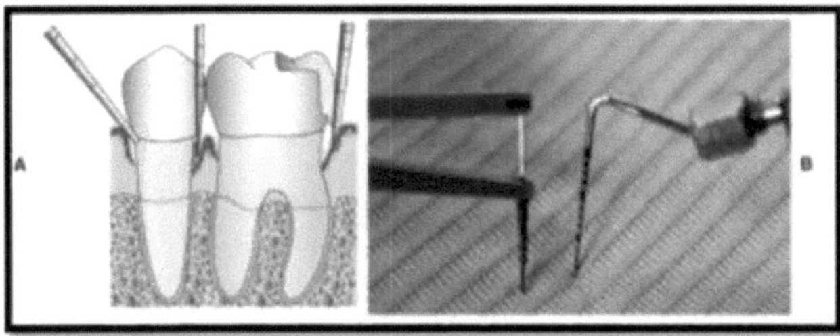

<u>FIG 11. A) Limitações na sondagem periodontal. B) Pressão de sondagem causada pela angulação da sonda, presença de cálculo subgengival e presença de restaurações pendentes.</u>
<u>(Uma cortesia do Dr. J. Frontan).</u>

Desde meados da década de 1980, foram desenvolvidos e testados diferentes protótipos de sondas para ultrapassar estas limitações. Um dos principais problemas de reprodutibilidade tem sido a variação da força de sondagem. Diferentes estudos demonstraram que a penetração da sonda estava positivamente correlacionada com a força de sondagem. Este problema foi resolvido com o desenvolvimento de sondas sensíveis à pressão, que têm uma pressão de inserção padronizada e controlada[3] (Figura 12). Estes estudos demonstraram que, com forças até 30 g, a ponta da sonda parece permanecer dentro do epitélio juncional, sendo necessárias forças até 50 g para diagnosticar defeitos ósseos periodontais.[50] A padronização das pontas das sondas (<1 mm) e a adição de stents de registo para manter angulações de sondagem reprodutíveis também foram utilizadas para ultrapassar as fontes de erro. No entanto, o fabrico de stents é moroso e pouco prático para o diagnóstico clínico. Além disso, as técnicas actuais de leitura e armazenamento de dados também são imprecisas e demoradas.

As novas tecnologias e os computadores de alta tecnologia estão a tornar-se a regra e não a exceção durante o tratamento dos doentes. Estão a ser desenvolvidas e comercializadas aplicações informáticas e novos dispositivos para melhorar o diagnóstico, melhorar a terapia e monitorizar os resultados do tratamento. Além disso, a informatização oferece a toda a equipa dentária o potencial ideal para alcançar a padronização dos examinadores, de modo a que a comparação futura da saúde e da doença se torne mais simples e precisa e permaneça rentável. Isto resultou no desenvolvimento de novos sistemas de sondagem periodontal. Após um workshop do Instituto Nacional de Investigação Craniofacial (NIDCR) sobre a avaliação quantitativa das doenças periodontais através de técnicas de medição física,[51] foi apresentada uma proposta para desenvolver e avaliar clinicamente um sistema melhorado de medição da profundidade da bolsa periodontal e do nível de inserção que cumprisse os nove critérios do NIDCR apresentados na Tabela 18

Quadro 18: Critérios definidos pelo National Institute of dental and craniofacial research (NIDCR) para ultrapassar as limitações da sondagem periodontal convencional

Instituto Nacional de Investigação Dentária e Craniofacial (NIDCR) Critérios		
Limitação	**Sondagem convencional**	**Critérios do NIDCR**

Precisão	1 mm	0,1 mm
Gama	12 mm	10 mm
Força de sondagem	Não normalizado	Constante e padronizado
Aplicabilidade	Não invasivo e fácil de utilizar	Não invasivo, leve e fácil de utilizar
Alcance	Fácil acesso a qualquer local à volta de todos os dentes	Fácil acesso a qualquer local à volta de todos os dentes
Angulação	Subjetivo	Um sistema de orientação para garantir uma angulação correcta
Leitura	Ditado e gravação de voz	Leitura eletrónica direta
Segurança	Facilmente esterilizável Aço inoxidável simples instrumento	Esterilização completa de todas as partes que entram na boca Nenhum risco biológico de material ou choque elétrico
Leitura	Dependendo do ditado de voz e do registo por escrito	Leitura eletrónica direta e saída digital.

Seguindo estes critérios, foi desenvolvido o Florida Probe System.[52] Este sistema de sonda automatizado é composto por uma peça de mão de sonda, leitura digital, interrutor de pé, interface de computador e computador (Figura 12).

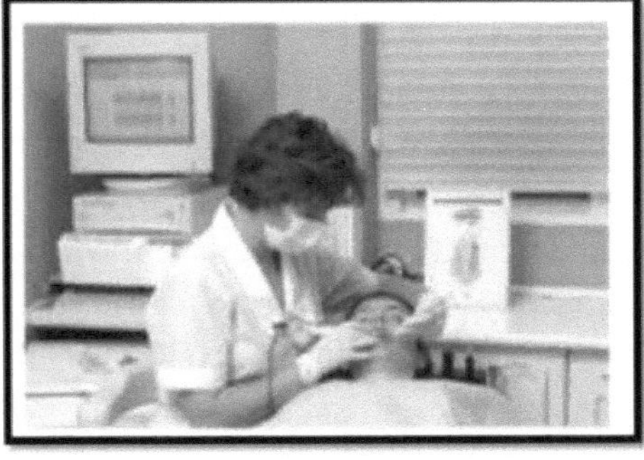

FIG 12 Sondas periodontais automatizadas: Integração de medições electrónicas directas com força de sondagem constante com

<u>armazenamento em computador e leitura de dados online.</u>

A extremidade da ponta de prova tem 0,4 mm de diâmetro.

Esta ponta de sonda alterna através de uma manga, e o bordo da manga fornece uma referência através da qual são efectuadas as medições (Figura 13).

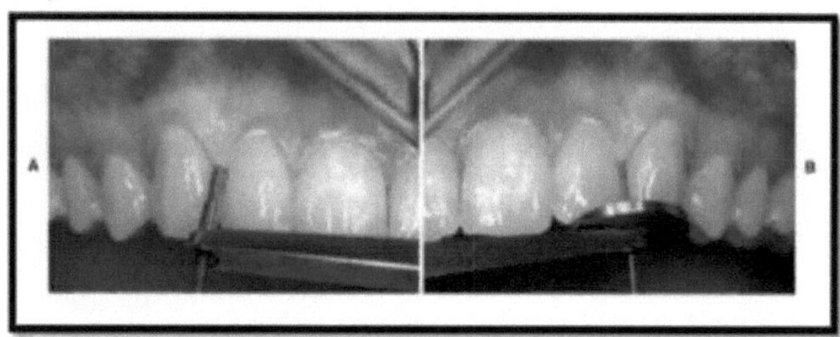

<u>FIG 13 Sistema de sonda Florida. A Peça de mão para avaliar as profundidades das bolsas de sondagem. B Peça de mão para avaliar os</u> níveis de <u>fixação clínica relativos.</u>

Estas medições são efectuadas eletronicamente e transferidas automaticamente para o computador quando o interrutor de pé é premido. A força de sondagem constante é fornecida por molas helicoidais no interior da peça de mão da sonda e pela leitura digital. Este método de sondagem combina as vantagens da força de sondagem constante com a medição eletrónica precisa e o armazenamento de dados no computador, eliminando assim os potenciais erros associados à leitura visual e a necessidade de um assistente para registar as medições. Estas sondas automatizadas oferecem muitas soluções para os problemas da sondagem convencional, mas também introduzem problemas. Os elementos de sondagem carecem de sensibilidade tátil, principalmente devido ao seu movimento independente, o que obriga o operador a pré-determinar um ponto e ângulo de inserção. Além disso, a utilização de um ajuste de força fixo em toda a boca, independentemente do local ou do estado inflamatório, pode gerar medições imprecisas ou desconforto para o paciente. Um problema comum relatado em estudos que comparam o Florida Probe System com a sondagem convencional é a subestimação de profundidades de sondagem profundas pela sonda automatizada.[53] Vários estudos sugeriram mesmo que a utilização deste sistema de sondagem automatizado não oferece qualquer vantagem em relação à sondagem convencional, apresentando um nível de reprodutibilidade semelhante. No entanto, outros estudos demonstraram claramente que, com a utilização de operadores treinados e realizando o método "double-pass", as medições efectuadas com o Florida Probe System são significativamente menos variáveis (menor desvio padrão) do que as obtidas com uma sonda convencional.[3] O Florida Probe System obteve desvios-padrão médios (reprodutibilidade) para medições clínicas do nível de inserção de cerca de 0,3 mm, o que é claramente superior a uma média de 0,82 mm (intervalo, 0,52-1,30 mm) registada por Haffajee et al. utilizando sondagem manual[54] .

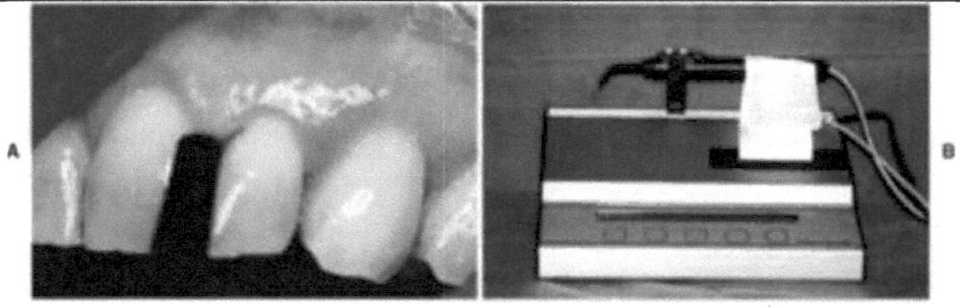

FIG. 14: Sistema de sondagem periodontal eletrónico Periprobe. A) Dispositivo de medição inserido no sulco B) Unidade de sondagem

Foram também avaliados outros sistemas de sondagem eletrónica disponíveis no mercado, como o Interprobe e o Periprobe (Figura 14). Estes sistemas fornecem uma força de sondagem constante, armazenamento de dados em computador e gestão eletrónica precisa da inflamação resultante. No entanto, as avaliações clínicas relataram apenas uma reprodutibilidade ligeiramente melhorada em comparação com a sondagem convencional, embora não clinicamente significativa. Outros sistemas de sondagem eletrónica referidos na literatura nunca foram lançados para utilização geral. Um desses sistemas é uma sonda eletrónica (Foster-Miller) capaz de acoplar a medição da profundidade da bolsa com a deteção da junção cemento-esmalte, a partir da qual o nível de inserção clínica é automaticamente detectado.[55] Os investigadores da Universidade de Toronto descreveram uma sonda (Toronto Automated) que, tal como a sonda Florida, utiliza a superfície oclusal-incisal para medir os níveis relativos de inserção clínica. O sulco é sondado com um fio de níquel-titânio de 0,5 mm que é estendido sob pressão de ar. Controla as discrepâncias angulares através de um sensor de inclinação de mercúrio que limita a angulação em ±30 graus, mas requer um posicionamento reprodutível da cabeça do paciente e não consegue medir facilmente segundos ou terceiros molares.

A avaliação do nível de inserção clínica (NIC) fornece informações relacionadas com o ganho ou perda de inserção do tecido conjuntivo na superfície radicular e é o método mais prático para determinar que a doença está a progredir (ativa) quando ocorre uma perda significativa de inserção ao longo do tempo. O limiar para esta alteração é derivado de alterações em medições sequenciais ao longo do tempo, uma vez eliminado o erro de medição. Foram utilizados vários métodos para calcular este limiar, incluindo a análise de regressão das medições ao longo do tempo, as medianas, o método de tolerância, a análise do ponto final e o método da soma cumulativa. Todos estes métodos matemáticos têm em conta a reprodutibilidade das medições de sondagem e, por conseguinte, os vários factores que afectam a precisão da sondagem, incluindo a força e a posição de sondagem, a presença de inflamação, os erros de avaliação tátil e visual, a morfologia da raiz e o desenho da sonda, afectarão o cálculo deste limiar de alteração.

O aumento da precisão da sondagem periodontal é de importância clínica porque a prevalência relatada da atividade da doença, identificada pela alteração da NIC, depende claramente do limiar utilizado para identificar se ocorreu perda de inserção (LOA).[56] Além disso, embora a NIC deva ser medida idealmente desde a base da bolsa até à junção cemento-esmalte (JCE), a deteção deste marco anatómico é normalmente difícil e não é facilmente reproduzível através de métodos de sondagem padrão, pelo que a utilização de sondas convencionais para localizar a JCE de forma precisa e reprodutível tem sido questionada e, atualmente, não existe nenhuma sonda automatizada disponível no mercado para medir a NIC.

O sistema de sonda Florida fornece um meio de registar as alterações relativas das CAL ao longo do tempo. Ao utilizar a sonda Florida, as CAL são registadas em relação a um ponto de referência fixo, como as superfícies oclusais dos dentes (sonda de disco) ou um stent pré-fabricado (sonda de stent). Estas medições são efectuadas sequencialmente ao longo do tempo, pelo que as diferenças nos níveis de fixação relativos em exames consecutivos devem ser calculadas. Infelizmente, a utilização de pontos de referência relativos não fornece informações relativas às CALs num único exame e, além disso, os pontos de referência podem mudar (um dente pode ser restaurado ou um stent pode ficar distorcido). Por estas razões, é desejável medir as CALs usando a JCE como ponto de referência. Foi recentemente desenvolvida e testada uma modificação da sonda Florida para aumentar a precisão na deteção da JCE. Esta nova sonda eletrónica tem uma manga modificada, que inclui um bordo proeminente de 0,125 mm para facilitar a "captura" da JCE. A largura deste bordo é considerada suficientemente pequena para não interferir com as medições da profundidade de sondagem, oferecendo aos clínicos a medição da CAL e da profundidade de sondagem em simultâneo. Esta sonda PASHA da Florida consegue identificar de forma reprodutível e fiável a JCE em crânios humanos[57] e mostra-se promissora na medição das CALs em humanos. No entanto, faltam estudos clínicos longitudinais e avaliações a longo prazo de pacientes periodontais com este novo instrumento.

VI.MOBILIDADE:

A dentição é mantida firmemente no lugar se o periodonto não tiver sido comprometido por distrofias oclusais ou doenças periodontais. No entanto, a folga não significa necessariamente que o periodonto não seja saudável. A frouxidão pode ser causada por força excessiva num periodonto normal e saudável, referida como trauma oclusal primário, ou pode ser causada por forças mastigatórias normais num periodonto reduzido, mas saudável (trauma oclusal secundário). Em ambas as situações, a hipermobilidade é uma manifestação da capacidade única do periodonto para estabelecer um equilíbrio com as forças externas que actuam sobre a dentição. Além disso, os termos trauma oclusal primário e secundário descrevem apenas a extensão do aparelho de inserção, pois as lesões de trauma geradas em ambas as situações são semelhantes[15].

O grau de hipermobilidade dependerá da magnitude, direção, frequência e tipo de força de deslocação que actua sobre a dentição. Esta resposta será modificada pelo estado periodontal normal versus reduzido ou inflamado versus não inflamado. A forma recomendada para avaliar a mobilidade é utilizar as pegas de dois instrumentos. Uma pega é colocada para vestibular e a outra para lingual, e os dentes são balançados para a frente e para trás. Um novo dispositivo que pode avaliar indiretamente a mobilidade dentária é o Periotest (Siemens

Medical Systems Inc, <u>Charlotte, NC) (Fig. 15). O instrumento contém</u> <u>uma </u>cabeça de batimento acionada <u>eletronicamente </u>que percute o dente na face vestibular (Fig. 16). A peça de mão contém um microcomputador que regista o tempo que o periodonto demora a devolver o dente à sua posição original, reflectindo assim o estado periodontal. A taxa de resposta é pontuada numericamente; -8 a 50. Estas leituras estão estreitamente correlacionadas com a mobilidade do dente (ou seja, -8 a +9) indica nenhum movimento, 20 a 29 conota movimento visível). É de notar que uma pontuação inicial do Periotest que indique mobilidade não reflecte necessariamente a atividade da doença; no entanto, um valor crescente ou decrescente denota uma alteração no estado periodontal.

A falta de relação entre a altura radiográfica do osso alveolar e a mobilidade clínica dos dentes indica que se deve ter cautela na interpretação das imagens radiográficas. Além disso, a rarefação óssea no ápice dos dentes soltos não deve ser interpretada como um sinal de não vitalidade, pois pode ser causada pela remodelação do osso alveolar apical devido às forças de deslocamento. Da mesma forma, podem estar presentes radiolucências radiográficas na furca que foram induzidas por trauma oclusal e podem não estar associadas à perda de inserção. Por conseguinte, a radiolucência deve ser avaliada em conjunto com um verificador de polpa e uma sonda periodontal para determinar a sua origem.

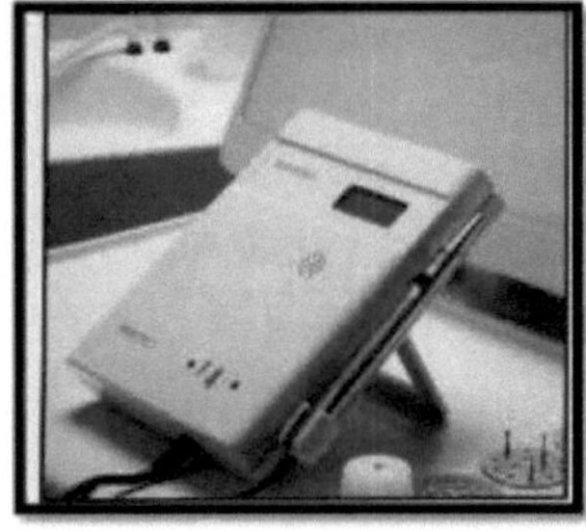

<u>FIG 15: Unidade de controlo do dispositivo Periotest, que indica</u> <u>auditiva e visualmente o grau de mobilidade dentária</u>

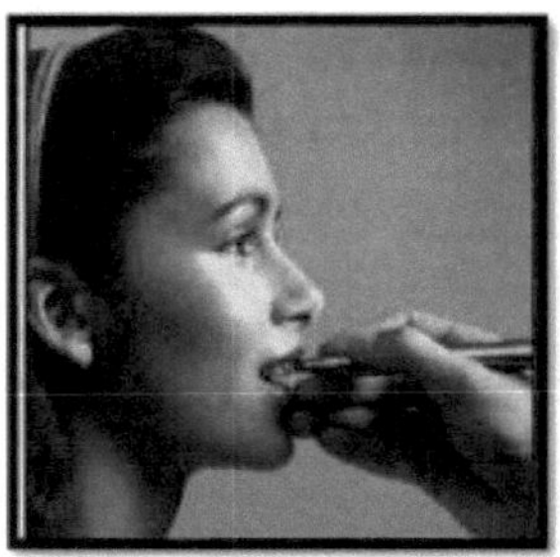

FIG 16. Peça de mão Periotest a ser aplicada num dente anterior

A quantidade de mobilidade não pode ser usada para prever a futura perda de inserção. A hipermobilidade induzida experimentalmente em locais saudáveis não induziu a perda de inserção e ainda não está claro se o trauma oclusal aumenta a taxa de deterioração na presença de inflamação. Também é reconhecido que quando a inflamação e a mobilidade coexistem, a eliminação da inflamação é de importância primordial e muitas vezes reduz a frouxidão. Além disso, antes de qualquer ferulização, os clínicos devem avaliar a necessidade de um ajuste oclusal, pois este também pode reduzir a mobilidade dentária. Porque os dentes soltos com periodontia saudável não induzem gengivite crónica ou causam a mudança de gengivite para periodontite. Parece razoável concluir que esses dentes não precisam ser esplintados rotineiramente para manter o estado periodontal[15] .

Em geral, os dentes periodontalmente saudáveis e móveis são aceitáveis, exceto se for observado um dos seguintes critérios

(1) O doente queixa-se de uma folga;

(2)A hipermobilidade interfere com a mastigação, ou

(3) Os padrões de mobilidade não são estáveis e estão a aumentar.

Se algum destes factores estiver presente, os dentes soltos podem ser ferulizados. Caso contrário, eles podem funcionar sem terapia adicional.

VII .TECIDO QUERATINIZADO:

Desde que Lang e Loesugeriram que 2 mm de tecido queratinizado (sendo 1 mm fixado) eram adequados para manter a saúde gengival, foi desenvolvida uma variedade de técnicas mucogengivais para aumentar o tecido queratinizado. Isto foi feito para proporcionar uma barreira mais resistente à inflamação induzida pela placa bacteriana, para prevenir a recessão e para dissipar o stress funcional na margem gengival.

No entanto, estudos clínicos e histológicos indicaram que o papel do tecido queratinizado na manutenção da saúde gengival pode ter sido exagerado. Os investigadores demonstraram que os tecidos gengivais podem permanecer saudáveis com menos de 2 mm de tecido queratinizado. Além disso, os estudos demonstraram que as ligações estreitas e largas de tecido queratinizado são igualmente propensas a desenvolver sinais clínicos e histológicos de inflamação. Os investigadores também descobriram que, normalmente, não havia correlação entre a quantidade de gengiva aderida e a recessão adicional; no entanto, outros forneceram dados contraditórios. Foi sugerido que uma zona estreita de tecido queratinizado era uma consequência e não uma causa da recessão", mas essas observações referem-se ao paciente periodontal médio e não refletem situações específicas associadas a pacientes ortodônticos. Ramford e Ash comentaram que, quando um frênulo está preso à margem gengival, o teste clínico comum de puxar a bochecha ou o lábio de um paciente para testar o movimento da margem gengival é um critério sem sentido para a cirurgia mucogengival; tal manipulação poderia produzir movimento ou branqueamento, mesmo em gengiva presa não inflamada[15].

As dimensões do periodonto necessárias para o dentista restaurador que está a planear colocar restaurações subgengivais permanecem pouco claras. Vários artigos sugeriram que, na presença de restaurações subgengivais ou margens de coroas, uma ligação mais ampla de tecido queratinizado demonstrou menos inflamação. Portanto, é aconselhável monitorizar restaurações temporárias onde há falta de tecido queratinizado durante um período de tempo antes de colocar restaurações permanentes, porque pode ser necessário aumentar o tecido queratinizado. Alguns clínicos preferem aumentar essas áreas antes de iniciar qualquer restauração dentária.

Em geral, os procedimentos cirúrgicos para aumentar a zona de tecido queratinizado devem ser abordados com cautela. Após a instrução de higiene oral e o planeamento radicular, devem ser registadas as medidas desde a JCE até à margem gengival livre. As áreas de preocupação devem ser monitorizadas e podem necessitar de aumento gengival se for observado algum dos seguintes sinais: recessão contínua, inflamação crónica, sensibilidade gengival ou deformidade anestésica.

A Figura 17 ilustra uma área sem tecido queratinizado aderido. O tecido é cor-de-rosa, firme e não sangra à sondagem. A medida da JCE até à margem gengival livre e da margem gengival livre até à base da bolsa não se alterou em 7 anos. Este é um exemplo do motivo pelo qual os clínicos devem avaliar a saúde de uma área e não basear as suas decisões de prosseguir com a terapia no pressuposto de que uma zona de gengiva queratinizada ou aderida é essencial.

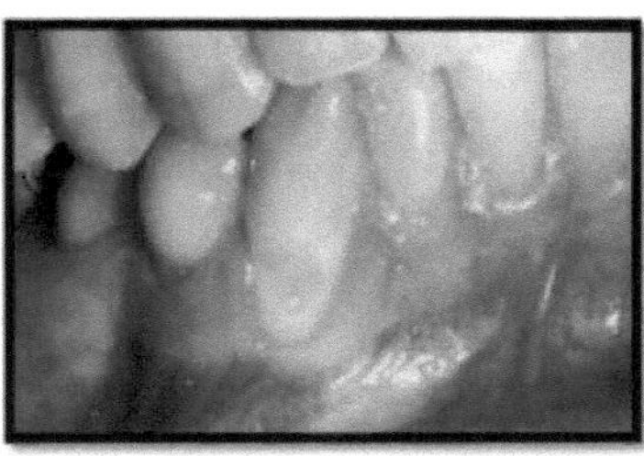

FIG 17: Área gengival (dente 27) sem tecido queratinizado aderido que não manifesta sinais de inflamação gengival. Os níveis de fixação mantiveram-se estáveis durante 5 anos.

VIII .AVALIAÇÕES ÓSSEAS: RADIOGRAFIAS:

As radiografias dentárias convencionais fornecem imagens bidimensionais de objectos tridimensionais e reflectem a anatomia do osso nesse momento. Não indicam se a perda de massa óssea está a progredir ou se já ocorreu anteriormente. Para detetar a reabsorção óssea em curso, é necessário efetuar medições repetidas em radiografias padronizadas.

As radiografias convencionais são frequentemente utilizadas para avaliar a distância entre a JCE e a crista alveolar. No entanto, placas corticais intactas podem impedir a observação da reabsorção óssea medular. Um estudo indicou que 30% do osso interproximal foi perdido antes que as alterações fossem reconhecidas nas radiografias. Além disso, as radiografias não foram úteis na comparação da densidade do osso antes e depois da terapia. Para fornecer ensaios ósseos mais sensíveis, os centros de investigação utilizaram radiofármacos para monitorizar o metabolismo ósseo e radiografias de subtração para detetar alterações ósseas subtis. Estas técnicas e a interpretação alterada das radiografias convencionais, no que respeita à lâmina dura crestal, são brevemente discutidas em[15].

As radiografias continuam a desempenhar um papel importante no diagnóstico da doença periodontal. As radiografias também fornecem informações valiosas sobre a atividade passada da doença, a progressão da doença ou para avaliar os efeitos do tratamento ativo durante um período de tempo. As radiografias são utilizadas para obter uma imagem visual do suporte ósseo à volta de um dente ou implante dentário. As radiografias são a única ferramenta clínica amplamente disponível que pode avaliar o suporte ósseo in situ. As radiografias proporcionam um registo permanente e podem ser utilizadas para comparação com exames futuros, fornecendo informações sobre a extensão da perda óssea, a anatomia da raiz, a proximidade de dentes adjacentes, seios nasais e outras estruturas anatómicas. A severidade do envolvimento da furca e a patologia periapical associada a lesões periodontais e endodônticas também podem ser elucidadas a partir do exame radiológico do paciente.A periodontia é o ramo da medicina dentária dedicado ao tratamento das estruturas de suporte dos dentes e dos seus substitutos. A avaliação da inserção óssea e do tecido conjuntivo tem-se baseado tradicionalmente em métodos físicos, incluindo a sondagem periodontal para medir a extensão da perda de inserção do tecido conjuntivo e a radiografia para a avaliação da perda óssea. Este capítulo analisa aspectos da utilização da radiografia em periodontologia e implantologia. Especificamente, é discutida a avaliação longitudinal do suporte ósseo periodontal e peri-implantar e são apresentados os métodos clínicos e de investigação mais avançados. Também é discutida a utilização da radiologia para avaliar o osso no local recetor do implante.

As radiografias tornaram-se uma ferramenta essencial no tratamento do planeamento de reconstruções protéticas complexas, bem como um método de diagnóstico para avaliar a progressão periodontal. As radiografias são utilizadas para avaliar o suporte ósseo de uma das 3 formas principais[58]. Estas incluem:

1. **Interpretação da imagem radiográfica**: A interpretação da imagem radiográfica, por transiluminação numa caixa de visualização, é o método mais frequentemente utilizado na prática clínica atual.

2. **Medição:** As medições efectuadas a partir da radiografia permitem quantificar a extensão da perda óssea ao longo da superfície radicular,

utilizando métodos muito simples como uma grelha ou uma régua de Scheiruler ou técnicas computorizadas de última geração.

3. **Processamento de imagem:** As técnicas de processamento de imagem são utilizadas principalmente na investigação e exploram a informação contida na radiografia que é demasiado subtil para ser vista a olho nu.

Independentemente do método utilizado, a avaliação fiável e exacta do suporte ósseo só é tão boa como a própria radiografia. As radiografias convencionais são muito específicas, mas carecem de sensibilidade. As razões para a falta de sensibilidade da radiografia convencional são muitas[3,59].

> Não conseguem registar perda ou ganho de osso alveolar até que 30% a 50% do mineral ósseo seja destruído.

> Primeiro, o encurtamento ou alongamento da imagem radiográfica pode aparentemente "crescer ou destruir" o osso alveolar, independentemente de qualquer alteração real no suporte ósseo alveolar.

> Em segundo lugar, as variações no contraste e na densidade de uma radiografia, causadas por um mau controlo do processamento da película, ou por variações no KVp ou no tempo de exposição, podem "queimar" a crista alveolar, independentemente das alterações no osso alveolar.

> A terceira fonte de dificuldade na deteção de alterações ósseas reside na natureza bidimensional da radiografia de transmissão convencional. Uma vez que a imagem é um mapeamento bidimensional dos dentes tridimensionais e do osso alveolar, muitas estruturas anatómicas, tais como raízes dentárias ou placas corticais, podem sobrepor-se a lesões no osso trabecular. A radiografia resultante é uma imagem complexa e é muito difícil para o clínico detetar pequenas alterações ósseas em face das estruturas imutáveis sobrepostas.

Para ultrapassar estes inconvenientes, são utilizadas técnicas mais normalizadas e foram desenvolvidas novas técnicas para limitar as deficiências das radiografias convencionais[60].

RADIOGRAFIA PERIAPICAL INTRA-ORAL:

Radiografias periapicais intra-orais: A película de raios X é colocada paralelamente ao longo eixo do dente e o raio central do feixe de raios X é dirigido em ângulo reto em relação aos dentes e à película em técnicas paralelas e o raio central é dirigido em ângulo reto em relação a um plano que corta o ângulo entre o longo eixo dos dentes e a película em técnicas de bissecção[61] .

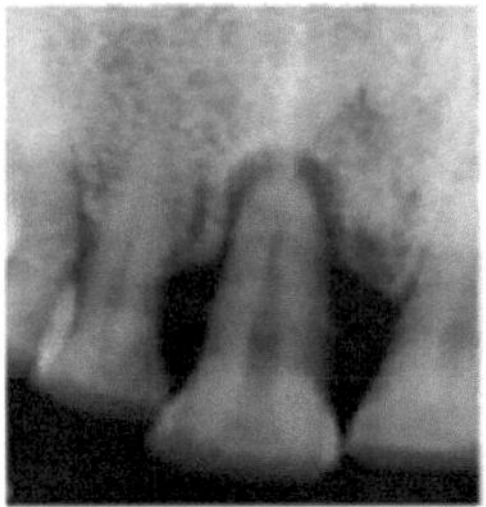

FIG 18: Doença periodontal endodôntica combinada verdadeira:
Vantagens da IOPA: Permite avaliar o estado periodontal e a infeção apical, a condição dos dentes e do osso alveolar após trauma, os dentes não irrompidos e a avaliação pormenorizada de quistos apicais e outras lesões no osso alveolar.

RADIOGRAFIA DE BITEWING:

Regista a parte coronal da dentição superior e inferior juntamente com o periodonto. É utilizado para estudar a altura e o contorno do osso alveolar interdentário, o cálculo e as cáries interproximais, as alterações periodontais, as margens gengivais das obturações aproximadas. Existem dois tipos comuns: um é horizontal e o outro é vertical. As radiografias bitewing horizontais são úteis para a deteção de cáries proximais. Mas têm uma utilização limitada no tratamento periodontal e no planeamento do tratamento se a perda óssea for avançada. Nas radiografias de bitewing verticais, a película é colocada com o seu eixo longo a 90° em relação à colocação da radiografia de bitewing horizontal e é útil na avaliação do periodonto.

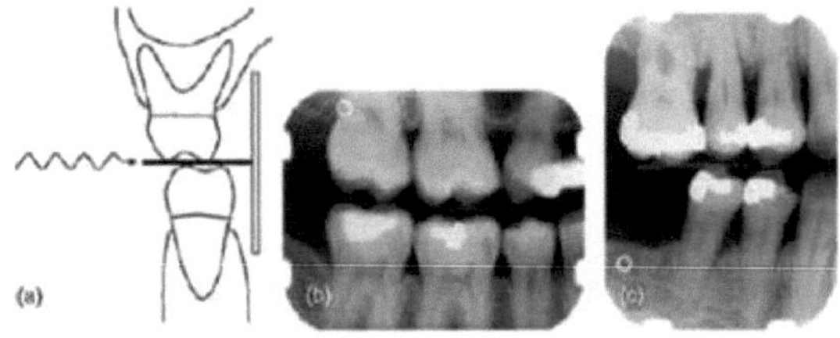

FIG 19: A geometria de projeção ideal cria uma imagem sem distorcer a relação entre a crista alveolar vestibular, a crista alveolar lingual e a

junção cemento-esmalte (a), (b) exemplo de uma radiografia bitewing horizontal (c) exemplo de uma radiografia bitewing vertical[61] .

IMAGENS PANORÂMICAS CONVENCIONAIS (ORTOPANTOMOGRAFIA):

A pantomografia oral é utilizada como substituto da IOPA de boca inteira. Pode ser utilizada no acompanhamento do tratamento, na evolução da patologia, na cicatrização óssea pós-operatória e antes de qualquer procedimento cirúrgico (extração de dentes impactados, enucleação de quistos)[61] . Também é utilizada para visualizar os níveis de osso alveolar e avaliar a altura vertical do osso alveolar antes da colocação de implantes osseointegrados, a perda óssea em forma de arco observada na periodontite agressiva.

Vantagens do OPG

1. Ampla cobertura dos ossos faciais e dos dentes
2. Baixa dose de radiação para o paciente
3. Conveniência do exame para o paciente.
4. Utilização em doentes incapazes de abrir a boca
5. Tempo curto necessário para fazer uma imagem panorâmica, normalmente entre 3 e 4 minutos.
 6. Os pacientes compreendem facilmente as radiografias panorâmicas; Assim, são também uma ajuda visual útil na educação dos doentes e na apresentação de casos.

Limitações da OPG:

A principal desvantagem da radiologia panorâmica é que a imagem não apresenta os detalhes anatómicos finos disponíveis nas radiografias periapicais intra-orais. Assim, não é tão útil como a radiografia periapical para detetar pequenas lesões cariosas, estrutura fina do periodonto marginal ou doença periapical. As superfícies proximais dos pré-molares também se sobrepõem tipicamente. Assim, a disponibilidade de uma radiografia panorâmica para um paciente adulto muitas vezes não exclui a necessidade de filmes intra-orais para o diagnóstico das doenças dentárias mais comuns. Outros problemas associados à radiografia panorâmica incluem a ampliação desigual e a distorção geométrica da imagem. Ocasionalmente, a presença de estruturas sobrepostas, como a coluna cervical, pode ocultar lesões odontogénicas, particularmente nas regiões dos incisivos. Além disso, os objectos clinicamente importantes podem estar situados fora do plano de focagem (camada de imagem) e podem aparecer distorcidos ou não estar presentes. (FIG 20)

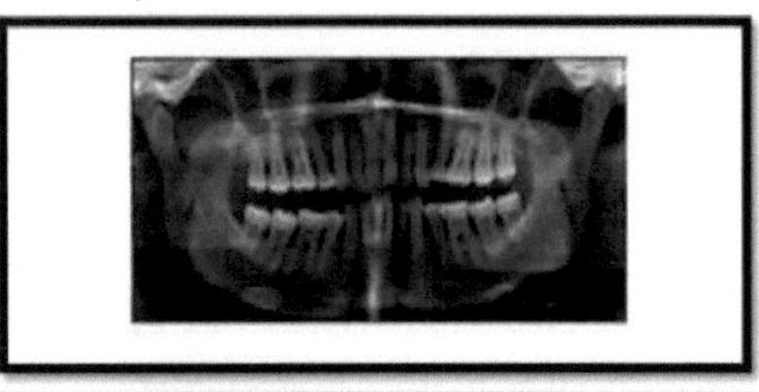

RADIOVISIOGRAFIA (RVG):

O sistema RVG é capaz de apresentar rapidamente uma imagem radiográfica digital num monitor, o que resulta numa menor radiação para o doente. O componente "Radio" é o gerador de raios X convencional com um temporizador, capaz de um tempo de exposição muito curto, juntamente com o recetor de imagem. A parte "Visio" converte o sinal de saída de um CCD (dispositivo de acoplamento carregado) para um formato digital e apresenta-o num monitor. O componente "Graphy" consiste numa unidade de armazenamento de dados ligada a uma impressora de vídeo. Duret F et al (1988) descreveram o RVG baseado na utilização de CCD. Um ambiente sem película permite uma aquisição rápida de imagens, um armazenamento menos dispendioso, a visualização múltipla e o intercâmbio remoto de imagens. O desenvolvimento de um ambiente sem película facilita também as responsabilidades de ensino e investigação inerentes a um ambiente académico. Os ficheiros de ensino electrónicos, as conferências electrónicas, as teleconsultas e outros processos de comunicação são possíveis com a disponibilidade de imagens electrónicas. Pode ser utilizado na deteção de cáries dentárias, defeitos intra-ósseos e deteção de patologias periapicais[61].

<u>**RADIOGRAFIA DIGITAL:**</u>

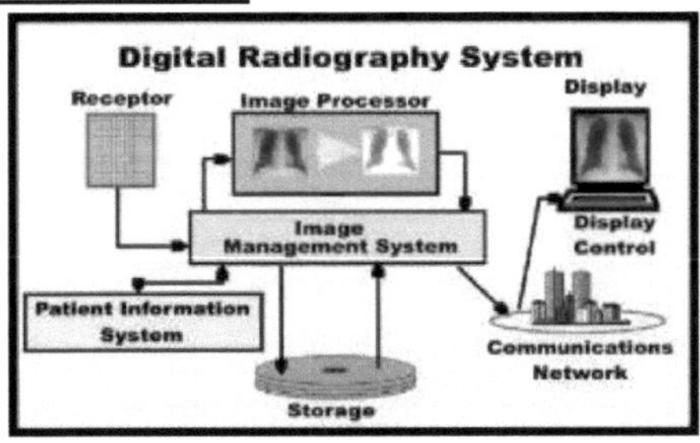

<u>FIG 21. RADIOGRAFIA DIGITAL</u>

As variações na qualidade da imagem devido às variáveis inerentes à radiografia convencional podem ser reduzidas com a utilização da radiografia digital.

A radiografia intra-oral digital encontra-se num estado de rápido desenvolvimento. Os sensores, bem como o hardware e o software do computador, são continuamente modificados e melhorados. Devido à clara vantagem das imagens reais ou quase reais que podem ser melhoradas e à importante componente educacional das imagens online apresentadas ao paciente, espera-se que a radiografia digital substitua em breve a radiografia convencional na prática diária moderna[3]

A imagiologia digital oferece uma série de vantagens em comparação com a imagiologia convencional[61].

> A eliminação do processamento químico.

> Menor tempo de exposição ao ecrã

> A radiografia digital permite a utilização de imagens computorizadas que podem ser armazenadas, manipuladas e corrigidas no que respeita a sub/sobre-exposições. Através do armazenamento e processamento digital, a informação de diagnóstico pode ser melhorada.

> A qualidade subjectiva da imagem como um todo pode ser restaurada ou uma região selecionada da imagem pode ser melhorada para uma tarefa de diagnóstico específica.

> O software oferece uma variedade de ferramentas de medição, a maioria das quais são versões digitais de ferramentas analógicas existentes.

> Integração com o sistema eletrónico de gestão de consultórios e doentes existente.

> A redução da dose de radiação é obtida com a radiografia digital do que com a convencional, ou seja, obtém-se entre 1/3 a / de redução da dose.

Existem dois sistemas de radiografia digital disponíveis que dependem do sensor:

1. O detetor de estado sólido de utilização direta

2. Métodos indirectos - fósforo fotoestimulável

Ambas as tecnologias estão disponíveis para aplicações intra-orais e extra-orais.

MÉTODO DIRECTO:

Utiliza um detetor de estado sólido que se baseia num sensor de dispositivo de acoplamento carregado [CCD] ligado a uma fibra ótica ou na tecnologia de semicondutores de óxidos metálicos complementares (CMOS). Uma das suas principais características é a disponibilidade imediata da imagem, que fornece um feedback imediato ao técnico de radiologia e também resulta numa poupança de tempo considerável[61] .

DESVANTAGEM:

Área limitada do sensor sensível aos raios X, que é apenas suficientemente grande para representar um ou dois dentes. As dimensões dos sensores de estado sólido melhoraram drasticamente desde a sua primeira introdução. No entanto, continuam a ser consideravelmente mais espessos do que a película, o que, juntamente com a sua rigidez e fixação do cabo, para além dos problemas de esterilidade, pode tornar a colocação do sensor mais difícil e o desconforto do doente mais provável.

MÉTODO INDIRECTO: SISTEMA DIGORA

Utiliza uma placa de fósforo luminescente, que é uma película flexível como um sensor de energia de radiação colocado intra-oralmente e exposto a tubos de raios X convencionais. Um scanner laser lê as placas expostas offline e revela dados de imagem digital, que podem ser melhorados, armazenados e comparados com imagens anteriores.

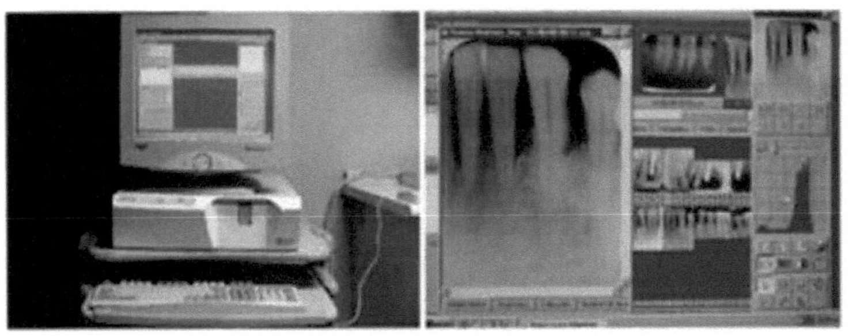

FIG 22. Sistema radiográfico digital: DIGORA

<u>VANTAGENS:</u>

A vantagem real deve-se ao tamanho e à flexibilidade da placa, que é idêntica à das películas de raios X convencionais, podendo ser facilmente utilizada a técnica de paralelização. As chapas são depois apagadas e podem ser reutilizadas. No entanto, a técnica de digitalização das chapas e a sua preparação para reutilização requerem mais tempo e esforço.

A radiografia digital encontra-se num estado de rápido desenvolvimento. Os sensores, bem como o software e o hardware utilizados, estão constantemente a ser modificados e melhorados. Devido à clara vantagem das imagens reais/quase reais que podem ser melhoradas/modificadas, estas substituirão em breve as radiografias convencionais. Trata-se de uma importante componente educativa das imagens em linha que podem ser apresentadas ao doente[61].

Foram desenvolvidas técnicas de processamento de imagens que melhoram a capacidade do médico para detetar pequenas alterações ósseas ao longo do tempo. Estas incluem a radiografia de subtração digital (DSR) e a análise de imagem densitométrica assistida por computador (CADIA)

<u>RADIOGRAFIA DE SUBSTRACÇÃO:</u>

A radiografia de substracção digital (DSR) foi introduzida pela primeira vez na literatura médica por Zeiidses del Plantes. Foram Grondahl e Grondahl (1983) que introduziram esta técnica no diagnóstico periodontal. Mais tarde, Jeffcoat (1992) utilizou esta técnica na determinação da progressão da doença periodontal[62].

A radiografia de subtração, uma técnica bem estabelecida em medicina, foi introduzida como uma técnica de diagnóstico periodontal.[63] Esta técnica baseia-se na conversão de radiografias em série em imagens digitais. As imagens digitais obtidas em série podem então ser sobrepostas e o composto resultante pode ser visualizado num ecrã de vídeo. As alterações na densidade e no volume do osso podem ser detectadas como áreas mais claras (ganho ósseo) ou áreas escuras (perda óssea). As alterações quantitativas em comparação com as imagens de base podem ser detectadas utilizando um algoritmo para níveis de escala de cinzentos. Isto é conseguido através da radiografia de subtração assistida por computador (Figura 23). Esta técnica requer uma técnica de paralelização para obter uma geometria padronizada e radiografias precisas sobreponíveis.

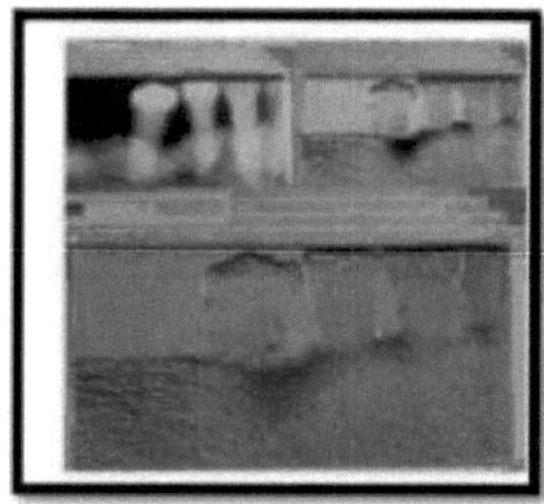

FIG 24.A análise da radiografia de subtração digital (DSR) pode ser utilizada para avaliar os efeitos da terapêutica na densidade e morfologia ósseas. Observam-se os efeitos da terapia cirúrgica num defeito angular, com a nova formação óssea representada pela área escura.

Em suma, o objetivo da radiografia de subtração digital é subtrair todas as estruturas inalteradas de um conjunto de 2 filmes de raios X, mostrando apenas a área de alteração. O procedimento de processamento da imagem subtrai os dentes, o osso cortical e o padrão trabecular inalterados, deixando apenas o ganho ou a perda óssea que se destaca contra um fundo cinzento neutro, na imagem de subtração. As imagens podem então ser sobrepostas e o composto resultante pode ser visualizado num ecrã de vídeo. As alterações na densidade e/ou volume do osso podem ser detectadas como áreas mais claras (ganho ósseo) ou áreas escuras (perda óssea). As alterações quantitativas em comparação com as imagens de base podem ser detectadas utilizando um algoritmo para níveis de escala de cinzentos. Isto é conseguido através de um computador (radiografia de substracção baseada em computador). Com esta técnica, é possível detetar 5% de perda de mineral ósseo por unidade de área e tem sido aplicada em estudos clínicos longitudinais[3] .

Estudos demonstraram um elevado grau de correlação entre as alterações no osso alveolar determinadas pela radiografia de subtração e as alterações no nível de inserção em pacientes periodontais após a terapia e também uma maior detetabilidade de pequenas lesões ósseas em comparação com as radiografias convencionais a partir das quais as imagens de subtração são produzidas[3] .

Para que a radiografia de subtração digital (DRS) seja útil em termos de diagnóstico, é imperativo que a geometria de projeção da linha de base e a densidade da imagem sejam reproduzidas. A normalização destes parâmetros de aquisição de imagem é normalmente considerada uma limitação grave, mas é precisamente este requisito que torna a comparação de radiografias em série mais significativa[61] .

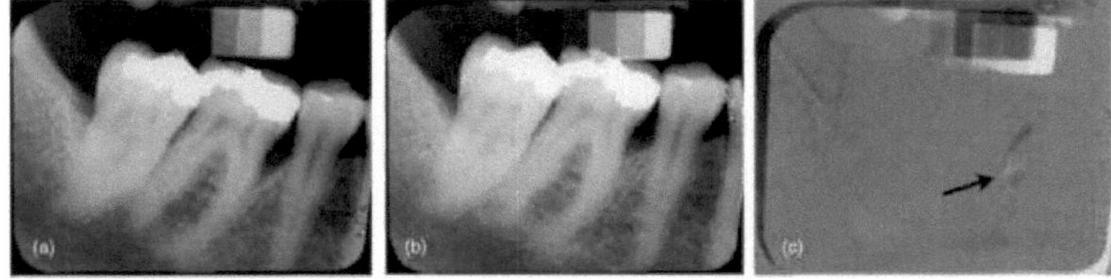

FIG 25: Aplicação da radiografia de subtração digital na deteção e quantificação da cicatrização óssea periodontal num contexto de investigação clínica (a) cenário de base (b) imagem de acompanhamento de 1 ano (c) imagem de subtração que mostra o ganho ósseo (seta)

A DRS é utilizada no diagnóstico periodontal porque com esta técnica podem ser detectadas alterações do osso alveolar de 1,5% por unidade de volume e diferenças significativas na altura da crista óssea de 0,78 mm. Tem uma sensibilidade potencialmente elevada para detetar alterações ósseas tão pequenas como 1% e alterações na terceira dimensão (densidade óssea, espessura óssea). Também podem ser detectados defeitos de pelo menos 0,49 mm de profundidade do osso cortical, ao passo que uma lesão tem de ser pelo menos três vezes maior para ser detetável com a técnica de radiografia convencional. Além disso, pode ser utilizada para avaliar o osso em cada uma das três fases do tratamento com implantes, avaliação e manutenção[63] .

No entanto, é frequentemente referido que o tempo e o esforço envolvidos na produção de imagens de subtração com elevada qualidade de diagnóstico são proibitivos na prática clínica. A investigação atual em DSR centra-se no desenvolvimento de técnicas de processamento de imagem para facilitar a padronização da imagem e refinar as técnicas de análise de imagem para detetar e quantificar as alterações ósseas. A aplicação clínica da DSR ainda não é um procedimento de rotina e o equilíbrio entre a capacidade de gerar radiografias padronizadas, os avanços tecnológicos e a necessidade de informação objetiva e quantitativa determinará a sua futura utilização clínica[61].

<u>VANTAGENS DA DSR:</u>

É capaz de detetar pequenas lesões ósseas. Existe um elevado grau de correlação entre as alterações no osso alveolar. O contraste global é melhorado e os espaços da medula trabecular podem ser visualizados com o realce de imagens de baixa e alta densidade[61].

<u>DESVANTAGENS DA DSR</u>

A DSR não é capaz de fornecer uma descrição objetiva. A presença de uma elevada padronização dos raios X, a não redução da exposição, não é um processo económico e demorado. É também necessário um alinhamento idêntico das projecções durante a exposição de radiografias sequenciais[61].

ANÁLISE DE IMAGEM DENSITOMÉTRICA ASSISTIDA POR COMPUTADOR (CADIA):

Esta técnica baseada em vídeo foi introduzida no diagnóstico periodontal por Bragger et.al. (1988). Nesta técnica, as radiografias são visualizadas por uma câmara de vídeo ligada a um processador de imagem, digitalizadas e a imagem é apresentada no ecrã do analisador. É possível armazenar as imagens e manipulá-las, por exemplo, para aumentar o contraste[65]. A altura da raiz do dente e do osso alveolar pode ser medida com uma precisão de 0,01 mm. É o método mais sensível para visualizar a crista alveolar - CEJ e medir a perda óssea radiográfica no local da cirurgia periodontal. Na análise de imagens densitométricas assistidas por computador, as imagens nem sempre são apresentadas, mas os valores numéricos após a subtração em áreas de interesse são analisados para detetar alterações ósseas. O método de análise de imagem densitométrica assistida por computador (CADIA) designa que as intensidades de imagem são verdadeiras alterações apenas após comparação com as intensidades de imagem numa área de referência inalterada[62] .Deas et al., utilizando medições replicadas de CALs e CADIA, demonstraram que a prevalência de lesões progressivas na periodontite (38% dos locais por paciente), detectadas por este método radiográfico, pode ser muito maior do que se pensava anteriormente[64] .

TOMOGRAFIA COMPUTORIZADA DE ABERTURA SINTONIZADA:

A motivação subjacente à tomografia computorizada de abertura sintonizada (TACT) foi a necessidade de avaliar os tecidos dentoalveolares em 3 dimensões com o equipamento dentário existente e sem o elevado custo e dose associados à tomografia computorizada. A tomografia computorizada de abertura sintonizada (TACT) indicou a superioridade da deteção de sinais que não eram adequadamente visualizados utilizando outras modalidades de imagiologia disponíveis. As vantagens significativas incluem um aumento demonstrado da sensibilidade e especificidade para uma variedade de tarefas de diagnóstico, alta resolução, dose mais baixa, pós-processamento de imagens e ausência de artefactos associados à TC[60] .

A tarefa de diagnóstico foi, de facto, um desafio, na medida em que se pretendia detetar uma pequena área de perda óssea numa área sobreposta por densidades de tecido ósseo e dentário, sem a utilização de subtração digital. A deteção destes defeitos pelo TACT-IR (restauração interactiva) indica que esta modalidade de imagem pode ser utilizada na prática clínica de forma rotineira como um sistema adjuvante de apoio à decisão para diagnosticar a perda óssea incipiente nesta área. A eficácia diagnóstica superior do TACT-IR demonstra que a facilidade de deteção de lesões em cortes provavelmente não dependeu da manipulação da imagem que envolveu melhorias de contraste e brilho[61]

Aplicação do TACT

(a) Corte de imagem através do centro vestibulolingual do osso alveolar

(b) Corte de imagem através do aspeto vestibular do osso alveolar. É evidente a presença de um defeito ósseo na face vestibular do osso alveolar interproximal.

O TACT é um algoritmo de formação de imagens 3D que pode ser implementado em praticamente qualquer sistema de imagem baseado em projeção capaz de produzir imagens digitalizadas. Produz verdadeiros dados 3D a partir de qualquer número de projecções bidimensionais (2D) arbitrariamente orientadas (Webber et al., 1996, 1997; Nair et al., 1998; Yamamoto et al., 1998; Webber e Messura, 1999)[65].

A TACT demonstrou melhorar a capacidade dos observadores para detetar defeitos ósseos à volta dos implantes. Os resultados dos estudos que testaram a TECT e a subtração da TECT para a deteção e localização de alterações ósseas na crista óssea também são encorajadores. A investigação em curso procura melhorar ainda mais esta tecnologia e determinar os parâmetros ideais para várias aplicações clínicas. O desenvolvimento de equipamento especializado para adquirir imagens de base de forma rápida e cómoda pode ser esperado no futuro[61].

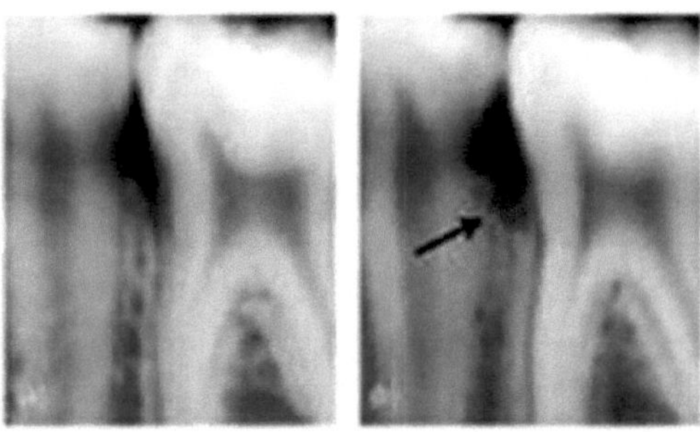

FIG 26: Aplicação do TACT (a) corte de imagem através do centro vestibulolingual do osso alveolar (b) corte de imagem através do aspeto vestibular do osso alveolar. É evidente a presença de um defeito ósseo no aspeto vestibular do osso alveolar interproximal (seta)

TOMOGRAFIA COMPUTORIZADA:

Em 1972, Godfrey Hounsfield inventou uma técnica de imagiologia revolucionária, que designou por varrimento transversal axial computorizado. Atualmente, o nome preferido é tomografia computorizada, abreviada como TC, e afirmou ser 100 vezes mais sensível do que os raios X convencionais. A imagem da TC é reconstruída por computador que manipula matematicamente os dados de transmissão obtidos a partir de múltiplas projecções. As vantagens da TC em relação às radiografias convencionais incluem[66] :

1. A TC elimina completamente a sobreposição de imagens de estruturas superficiais ou profundas à área de interesse no paciente.

2. Devido à resolução de alto contraste inerente à TC, podem ser distinguidas diferenças entre tecidos que diferem em densidade física em menos de 1%.

3. Imagens da plaina múltipla

Na imagiologia por TC, a fonte de raios X desloca-se helicoidalmente em torno do doente várias vezes, emitindo um feixe estreito em leque até cobrir a região de interesse. O feixe que sai do doente é captado num sensor digital e o volume é reconstruído para visualização em qualquer plano arbitrário. Os dados <u>de um único procedimento de imagiologia por TC, que consiste em múltiplos</u> exames contíguos ou num exame helicoidal, podem ser visualizados como imagens nos planos axial, coronal ou sagital, ou em qualquer plano arbitrário, dependendo da tarefa de diagnóstico. Isto é referido como imagens reformatadas multiplanares[67] .

Os fabricantes desenvolveram um aparelho de TAC em espiral em que, enquanto a gantry que contém os tubos de raios X e os detectores gira continuamente em torno do doente, a mesa em que o doente está deitado avança continuamente através da gantry. Isto resulta na aquisição de uma hélice contínua de dados à medida que o feixe de raios X se desloca para baixo do doente. Em comparação com os tomógrafos convencionais, os tomógrafos em espiral proporcionam uma melhor reconstrução da imagem multiplanar, um tempo de exame reduzido (12 segundos versus 5 minutos) e uma dose de radiação reduzida (até 75%)[66] .

TC com dentário. A Reformatação Multi-planer (MPR) é particularmente útil para o planeamento de implantes complexos e casos cirúrgicos. A indicação mais frequente para exames de TC em medicina dentária nos últimos anos tem sido a avaliação de locais de implantes prospectivos quanto à quantidade e carácter do osso alveolar remanescente[67] .

Embora a TC forneça vistas 3D requintadas, a sua capacidade de mostrar pormenores muito pequenos continua a ser limitada, normalmente não mais de 1-2 mm. Os estudos demonstraram que a avaliação por TC da altura do osso alveolar e das bolsas intra-ósseas é razoavelmente exacta e precisa. No entanto, a TC convencional não oferece qualquer vantagem favorável em termos de custo-benefício, exposição à dose ou rendimento terapêutico na prática periodontal e é pouco provável que venha a ser utilizada por rotina[68] .

TOMOGRAFIA COMPUTORIZADA DE FEIXE CÓNICO (CBCT):

A imagiologia é um complemento de diagnóstico importante na avaliação clínica do doente dentário. As radiografias são a única ferramenta clínica amplamente disponível com a qual se pode avaliar o suporte ósseo in situ e gerar um registo permanente que pode ser utilizado em comparações com imagens obtidas em exames futuros[67] .

As radiografias convencionais são muito específicas, mas carecem de sensibilidade. Para ultrapassar algumas das desvantagens das radiografias convencionais, foram desenvolvidas técnicas novas e mais padronizadas. A introdução da tomografia computorizada de feixe cónico (CBCT), especificamente dedicada à imagiologia da região maxilofacial, anuncia uma verdadeira mudança de paradigma de uma abordagem 2-D para uma abordagem 3-D à aquisição de dados e reconstrução de imagens. Na TCFC, a aquisição de imagens é efectuada através da utilização de uma gantry rotativa à qual são fixados uma fonte de raios X e um detetor. Uma fonte de radiação ionizante divergente, em forma de pirâmide ou cone, é dirigida através do meio da área de interesse para uma área de detetor de raios X no lado oposto. A fonte de raios X e o detetor rodam em torno de um fulcro de rotação fixado no centro da região de interesse. Durante a rotação, são adquiridas várias imagens de projeção planar sequenciais do campo de visão (FoV) num arco completo, ou por vezes parcial. Uma vez que a exposição da TCFC incorpora todo o FoV, apenas é necessária uma sequência de rotação da gantry para obter dados suficientes para a reconstrução da imagem[68] .

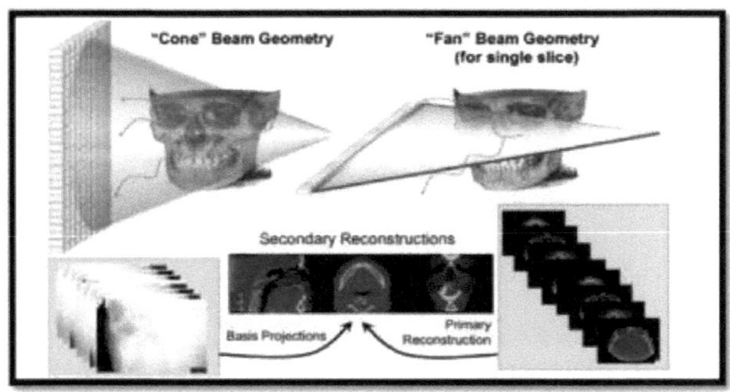

FIG 27: Esquema de projeção do feixe de raios X, comparando a geometria de aquisição do feixe convencional ou em "leque" (à direita) e a geometria da imagem do feixe em "cone" (à esquerda) e a produção da imagem resultante.

Na geometria de feixe cónico (esquerda), as projecções de base múltipla formam os dados de projeção a partir dos quais as imagens planas ortogonais são reconstruídas secundariamente. Na geometria de feixe em leque, a reconstrução primária dos dados produz cortes axiais a partir dos quais a reconstrução secundária gera imagens ortogonais. A quantidade de dispersão gerada (linhas sinusoidais) e registada pela aquisição de imagens de feixe cónico é substancialmente maior, reduzindo o contraste da imagem e aumentando o ruído da imagem.

Assim, a geometria de feixe cónico permite uma dose reduzida de radiação. Este facto, associado aos receptores "rápidos" e ao custo reduzido de fabrico das máquinas, permitiu a introdução da TCFC na imagiologia dentária. Assim, os vários estudos sugerem que a imagem por TCFC tem potencial para substituir a imagem intra-oral na avaliação da arquitetura periodontal. Pode ser uma ferramenta clínica útil e prática para a avaliação das alterações do osso periodontal ao longo do tempo[68]
.

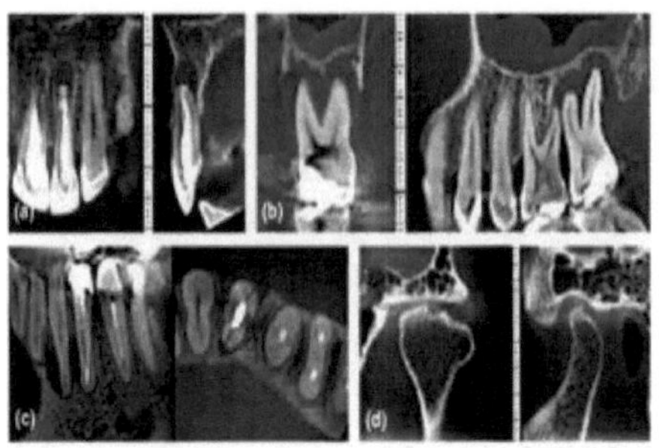

FIG 28: Tomografia computorizada regional de feixe cónico de alta resolução que demonstra: (a) patologia periapical; (b) doença periodontal e periapical; (c) fratura da raiz e perda de osso alveolar associada, e (d) vistas coronal e lateral da articulação temporo-mandibular. (Fonte: Branco e Faraó46)

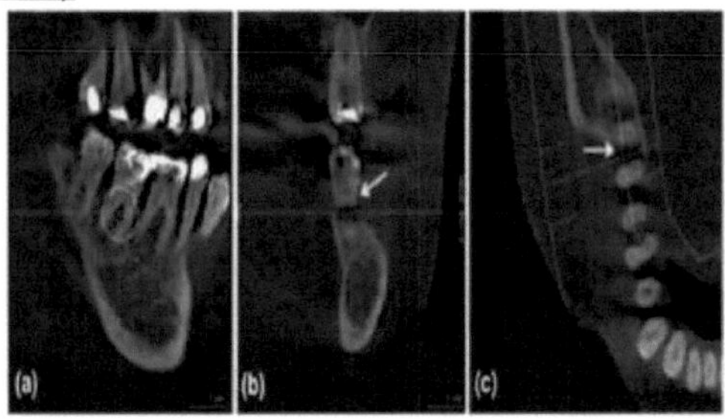

FIG29: Imagens de tomografia computorizada de feixe cónico que representam o envolvimento completo da furca periodontal de um segundo molar, mostrando (a) o envolvimento da furca delineado pelo círculo, (b, c) a extensão da lesão (setas) a partir das vistas facial-lingual e axial. (Fonte: Tyndall et al.28, com permissão)

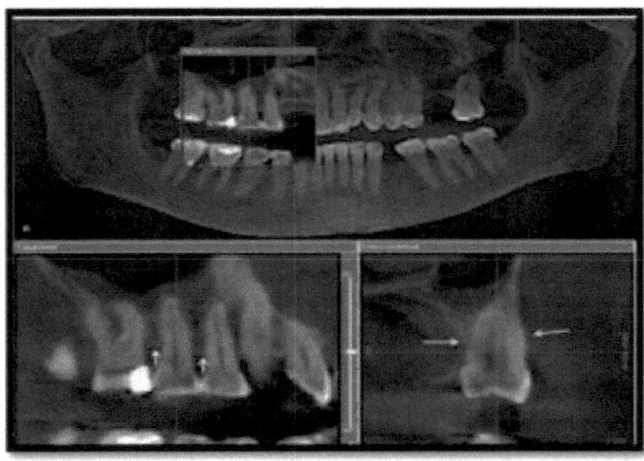

FIG 30: Tomografia computorizada de feixe cónico mostrando uma representação tridimensional da perda óssea periodontal à volta de um segundo dente pré-molar superior. As setas indicam a extensão da perda óssea na face, palato, mesial

Limitações das imagens de TCFC de feixe cónico Embora as aplicações clínicas da TCFC se tenham expandido, a atual tecnologia de TCFC tem limitações relacionadas com a geometria de projeção do "feixe cónico", a sensibilidade do detetor e a resolução do contraste que produz imagens que não têm a clareza e a utilidade das imagens de TC convencionais. A nitidez das imagens de TCFC é afetada por artefactos, ruído e fraco contraste dos tecidos moles

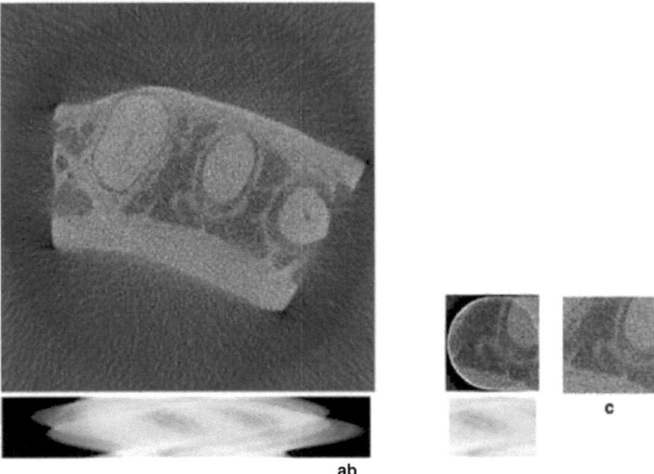

FIG31: Simulação de TC local utilizando um conjunto de dados de TC completo. (a) Um sonograma de TC completo e o corte correspondente.

(b) O sonograma recortado e o corte resultante. (c) O centro da imagem da esquerda para comparação **TOMOGRAFIA COMPUTADA LOCAL (TCL):**

A tomografia computorizada local é uma forma de CBCT. A LCT distingue-se pela utilização de um detetor de campo pequeno e de alta resolução para gerar um volume 3 D limitado de alta resolução. O tamanho do campo ou do volume varia, mas é geralmente comparável às dimensões das radiografias intra-orais convencionais. A LCD gera pormenores de imagem requintados em três dimensões, mantendo as vantagens da redução da dose no doente e do custo. O LCD, com fontes e detectores facilmente disponíveis, parece ser particularmente adequado para aplicações dentárias[70]

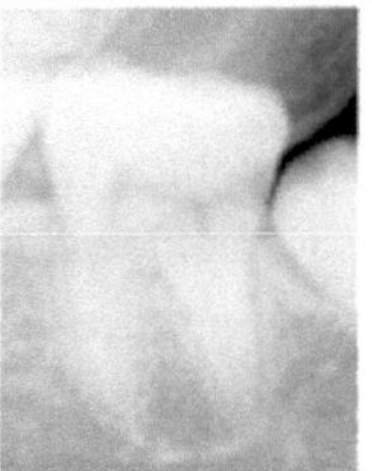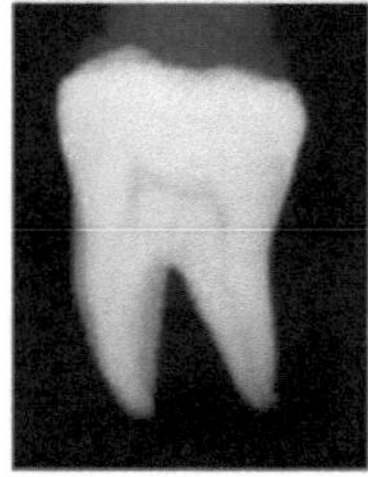

FIG 32: Uma projeção do molar com a mandíbula no lugar

A imagem é apresentada de cabeça para baixo para mostrar o molar na sua orientação natural. O acrílico com que está fixado ao pilar metálico é ligeiramente visível na parte superior da imagem direita. A imagem mostra o tecido em torno das raízes do molar, bem como outras partes da mandíbula, obscurecendo parcialmente o molar. Uma projeção com a mandíbula removida.[70]

As características da LCT tornam-na uma modalidade muito promissora para a imagiologia do osso alveolar, tanto para a avaliação da destruição óssea como para a avaliação do local do implante.

TOMOGRAFIA DE COERÊNCIA ÓPTICA:

A tomografia de coerência ótica (OCT) é um método não invasivo de imagiologia da microestrutura dentária que pode potencialmente avaliar a saúde do tecido periodontal. Este método permite efetuar uma "biopsia ótica" de tecido com 2-3 mm de profundidade. Esta modalidade de imagiologia foi desenvolvida no Laboratório Nacional Lawrence Livermore (Livermore, CA, EUA). A tomografia de coerência ótica baseia-se em assinaturas de dispersão ótica na estrutura dos tecidos. Pode criar imagens tridimensionais, de alta resolução, de secções transversais de estruturas biológicas, através do varrimento de um feixe de luz ligeiramente focado na superfície do tecido em causa. Utiliza fontes de luz de infravermelhos próximos (NIR) de banda larga e baixa coerência que proporcionam uma penetração considerável nos tecidos sem quaisquer efeitos biológicos prejudiciais conhecidos. Os detalhes microestruturais dos tecidos são revelados pela diferenciação entre fotões dispersos e transmitidos, ou reflectidos. A tomografia de coerência ótica foi proposta pela primeira vez para utilização como um sistema de imagiologia biológica em 1991 por Huang et al.[68] As imagens de OCT dentárias in vivo retratam claramente estruturas anatómicas que são importantes na avaliação diagnóstica dos tecidos orais duros e moles. O contorno do tecido periodontal, a profundidade sulcular e a fixação do tecido conjuntivo são visualizados em alta resolução com esta tecnologia. Uma vez que a OCT revela detalhes microestruturais dos tecidos moles periodontais, pode potencialmente identificar a doença periodontal ativa antes de ocorrer uma perda óssea alveolar significativa. A tomografia de coerência ótica é potencialmente um método mais reprodutível e fiável de determinar o nível de inserção do que os métodos de sondagem tradicionais. A imagem do tecido de interesse é obtida sem contacto, utilizando uma sonda concebida para ter um plano focal a uma distância da ponta da sonda. São visualizados os tecidos dentro da profundidade de campo da ótica da sonda. Uma sonda sem contacto não comprime o tecido mole e permite a medição geométrica direta das dimensões do tecido no seu estado natural. Além disso, uma sonda de OCT pode ser concebida com uma distância de focagem curta para a obtenção de imagens por contacto direto, permitindo que uma sonda sub-milimétrica seja colocada na superfície do tecido ou mesmo no espaço da bolsa[68] . A literatura sugere que a OCT é um método poderoso para gerar imagens de secção transversal de alta resolução das estruturas orais. No entanto, é necessária mais investigação para verificar o seu papel no diagnóstico periodontal.

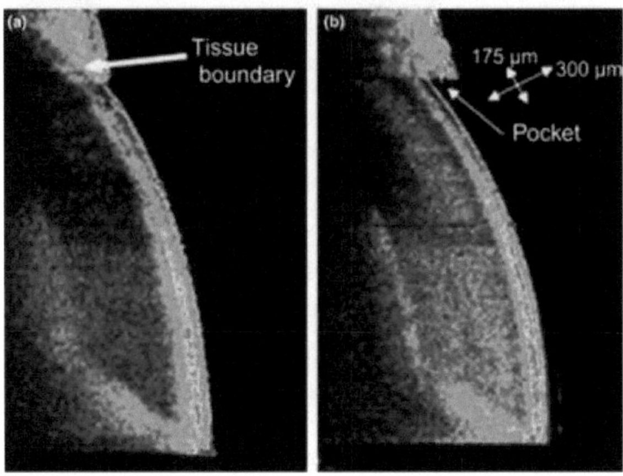

FIG 33: Imagens OCT A e B de um incisivo central superior e dos tecidos moles de um rato.

IX.ESPECTROSCOPIA ÓPTICA:

ESPECTROSCOPIA DE INFRAVERMELHOS (IR):

A espetroscopia de infravermelhos (IV) é cada vez mais utilizada em contextos biomédicos. Pode distinguir diferenças nas características de diversas moléculas através da sondagem das vibrações das ligações químicas e pode utilizar estes perfis moleculares e sub-moleculares para definir e diferenciar entre tecidos doentes e saudáveis. Quando as ligações covalentes vibram, absorvem energia sob a forma de luz infravermelha. O comprimento de onda da luz absorvida depende da natureza da ligação covalente, do tipo de vibração e do ambiente da ligação. O espetro de IV de uma amostra de tecido pode ser considerado como a impressão digital molecular do tecido. Se esta impressão digital molecular for modificada por um processo de doença, a espetroscopia de IV pode ser utilizada para detetar e monitorizar este processo[68] .

O espetro de infravermelhos do fluido crevicular gengival (GCF) é uma fonte rica de informações sobre a cavidade oral e a inflamação associada. A análise do espetro de IV do FGC, ao contrário das análises bioquímicas tradicionais, mede o conteúdo total do FGC e pode revelar-se uma poderosa ferramenta de diagnóstico e prognóstico nas doenças periodontais.

Xiang et al. utilizaram a espetroscopia de infravermelhos para caraterizar o FGC de locais saudáveis, com gengivite e periodontite e identificaram assinaturas moleculares específicas do periodonto que demarcavam claramente os tecidos saudáveis e doentes e que podem ser utilizadas para confirmar diagnósticos clínicos. Mesmo em dados espectrais não processados, foram observadas diferenças subtis na intensidade das bandas espectrais e nas posições resultantes dos três componentes principais (ou seja, lípidos, proteínas e ADN) nas FGC de grupos saudáveis, com gengivite e periodontite[70].

A espetroscopia de infravermelhos também pode fornecer um diagnóstico qualitativo do estado inflamatório periodontal. Isto pode ser conseguido utilizando a análise discriminante linear (LDA) para correlacionar as diferenças espectrais observadas no GCF de locais com condições inflamatórias (gengivite e periodontite) e GCF de estado saudável normal.

A espetroscopia de infravermelhos tem o potencial de monitorizar simultaneamente vários marcadores de doença, incluindo a infiltração celular e o catabolismo do colagénio. Representa uma ferramenta multidimensional simples, sem reagentes, com a qual se pode examinar a etiologia da doença periodontal utilizando secções de tecido totalmente não processadas. Para além de ser altamente precisa, a técnica é simples e requer uma formação mínima dos operadores.

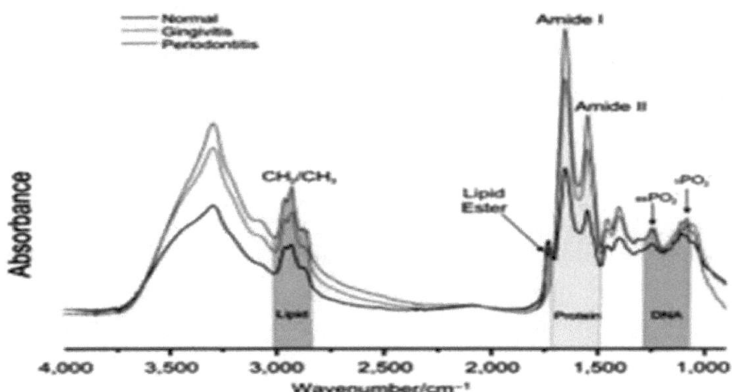

FIG 34: Espectros médios de infravermelhos médios de amostras de FGC de locais saudáveis, gengivite e periodontite. As bandas a sombreado representam as bandas de IV provenientes de assinaturas moleculares de lípidos, proteínas e ácidos nucleicos nas amostras de FGC.

<u>**ESPECTROSCOPIA NO INFRAVERMELHO PRÓXIMO (NIR):**</u>

Outra nova modalidade ótica não invasiva que está a ser explorada para o diagnóstico da doença periodontal é a espetroscopia NIR. A monitorização das bandas de água nos tecidos gengivais fornece um índice de hidratação dos tecidos e, assim, qualquer diferença de intensidade pode representar um simples indicador de inflamação em locais periodontais específicos. Para além de medir os sinais de água dos tecidos, a espetroscopia ótica oferece um meio não invasivo de avaliar o equilíbrio entre o fornecimento de oxigénio aos tecidos e a utilização de oxigénio. As concentrações relativas de hemoglobina oxigenada (HbO2) e de hemoglobina desoxigenada (Hb) podem ser medidas através da adaptação dos espectros de atenuação ótica às propriedades ópticas conhecidas (coeficientes de extinção) da HbO2 e da Hb. Assim, a espetroscopia ótica fornece uma medida da saturação de oxigénio da hemoglobina dos tecidos e do grau de perfusão dos tecidos. Com base nestes princípios, Liu et al. utilizaram a espetroscopia NIR para demonstrar que a oxigenação dos tecidos nos locais de periodontite estava significativamente diminuída (P < 0,05) em comparação com a da gengivite e do controlo saudável.

Uma vez que a saturação de oxigénio dos tecidos não é mensurável clinicamente, a espetroscopia ótica pode fornecer um índice adicional de inflamação que pode ser útil para o periodontista. Por outras palavras, após estudos futuros, a sonda intra-oral NIR pode ser capaz de determinar locais em que a doença ainda não progrediu clinicamente, mas que têm perfis bioquimicamente definidos que sugerem que um determinado local tem potencial patogénico, tal como a anaerobicidade necessária para estabelecer uma microflora patogénica. Além disso, os espectros indicam que os locais de periodontite têm um teor de água tecidular significativamente mais elevado em comparação com locais saudáveis[70] .

Assim, a espetroscopia ótica parece ser um <u>método</u> complementar prometedor. Permite a captura instantânea de espectros, não necessita de consumíveis e, uma vez instalado o equipamento, a sua utilização é muito económica. Requer também uma formação mínima para obter dados fiáveis e reprodutíveis.

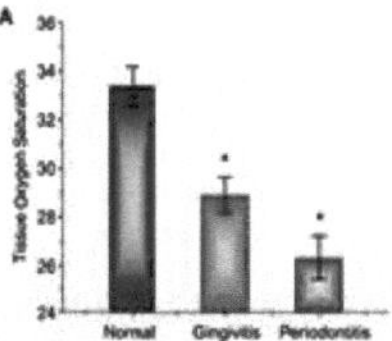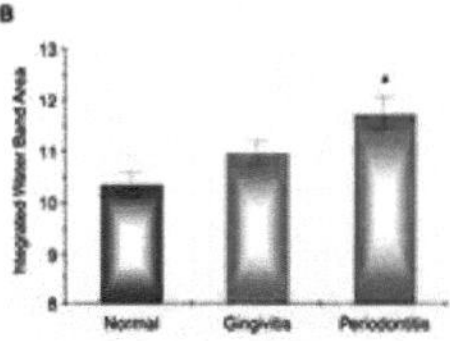

FIG 35: Percentagem da saturação de oxigénio da hemoglobina tecidular (A) e conteúdo relativo de água tecidular (B). Os índices foram comparados entre locais saudáveis (normais), gengivite e periodontite. * Significativamente diferentes

Além disso, o edema dos tecidos, um índice que é normalmente utilizado como marcador da inflamação gengival, pode ser medido utilizando a espetroscopia NIR. Consequentemente, a monitorização da intensidade das bandas de água nos tecidos gengivais fornece um índice de hidratação dos tecidos, representando um indicador simples de inflamação em locais periodontais específicos. Além disso, sabe-se que a banda de água de 960 nm se altera com a temperatura dos tecidos e com as alterações na concentração de electrólitos. Assim, a espetroscopia ótica fornece uma medida da saturação de hemoglobina-oxigénio dos tecidos e do grau de perfusão tecidular, bem como uma medida do edema tecidular[70] .

X. RESSONÂNCIA MAGNÉTICA (MRI):

Paul Lauterbur descreveu a primeira imagem de ressonância magnética em 1973 e Peter Mansfield desenvolveu ainda mais a utilização do campo magnético e a análise matemática dos sinais para a reconstrução da imagem. A ressonância magnética foi desenvolvida para uso clínico por volta de 1980. Em 2003, Lauterbur e Mansfield foram galardoados com o Prémio Nobel da Fisiologia ou Medicina.[67] Este método de diagnóstico tornou-se recentemente mais acessível.

Não envolve a utilização de radiação ionizante, mas sim o comportamento dos protões num campo magnético. A imagem em si é outro exemplo de tomografia ou imagem seccional que, à primeira vista, se assemelha a uma TAC Utilizada para a imagiologia de lesões intracranianas e dos tecidos moles. Na região da cabeça e do pescoço, a MIR é utilizada para a avaliação de lesões intracranianas envolvendo particularmente a fossa craniana posterior, a pituitária e a medula espinal. Para investigação das glândulas salivares e estadiamento de tumores, investigação da ATM para mostrar os componentes ósseos e de tecidos moles e avaliação de implantes. Schara et al 2009, num estudo in vitro, avaliaram a utilização da RMN para caraterizar a inflamação e o processo de cicatrização nos tecidos periodontais e concluíram que a RMN pode caraterizar o tipo e o processo de cicatrização da inflamação[61]

<u>VANTAGENS:</u>

A ressonância magnética tem as vantagens específicas de ser[61,67,]

> Não invasivo,

> Utilização de radiações não ionizantes,

> Criação de imagens de alta qualidade de resolução de tecidos moles em qualquer plano de imagem.

<u>DESVANTAGENS:</u>[61,67]

> Custo elevado,

> Tempos de digitalização longos,

> Vários metais no campo de imagiologia distorcem a imagem ou podem mover-se no forte campo magnético, ferindo o doente.

<u>XI .MEDICINA NUCLEAR:</u>

A técnica de Medicina Nuclear, também designada por cintilografia óssea, é um dos recentes avanços na avaliação das alterações precoces do metabolismo ósseo que podem preceder a alteração da arquitetura óssea no decurso da doença. Nesta técnica, é utilizado um radiofármaco de curta duração, como o composto difosfonato, que é marcado com o radionuclídeo Technitium 99m[15] . Esta técnica também é bastante precisa na previsão das alterações ósseas subsequentes e tem potencial para fornecer uma medida imediata da atividade da doença. A doença progressiva pode ser identificada antes de a perda óssea ser evidente nas radiografias convencionais.

A imagiologia com radionuclídeos utiliza átomos ou moléculas radioactivas que emitem raios gama. Estes átomos comportam-se num organismo de uma forma comparável à dos seus homólogos estáveis, uma vez que são quimicamente indistinguíveis. Os radionuclídeos permitem a medição da função dos tecidos in vivo e fornecem um marcador precoce de doença através da medição de alterações bioquímicas. Após a administração dos radionuclídeos, estes distribuem-se no corpo de acordo com as suas propriedades químicas. A câmara de cintilação γ detecta os raios gama e forma imagens planas que mostram a localização dos radionuclídeos no corpo. A tomografia computorizada por emissão de fotão único (SPECT) e a tomografia por emissão de positrões (PET) são técnicas avançadas de medicina nuclear que formam imagens tomográficas[67].

Ao contrário da radiografia, da TAC e da RMN, que requerem o registo de alterações estruturais ou anatómicas, esta técnica avalia as alterações bioquímicas do organismo. Trata-se de um exame de varrimento nuclear que identifica novas áreas de crescimento ou degradação óssea. Pode ser realizado para avaliar danos nos ossos alveolares e monitorizar condições que podem afetar o periodonto (incluindo lesões metastáticas e lesões malignas).[61]

XII .I 125 ABSORCIOMETRIA:

É um método não radiográfico introduzido por Hausmann et.al, em 1962, e é a técnica mais sensível para analisar as alterações ósseas periodontais com um elevado grau de exatidão e precisão. Em 1982, Ortman utilizou este método para medir o conteúdo mineral do osso alveolar. Pode ser utilizado como padrão para comparar a sensibilidade de outras técnicas. Outras variantes desta técnica incluem a absorciometria de fotão único que mede a espessura total do rebordo alveolar (tecido duro e mole) e a absorciometria de fotão duplo que determina a massa óssea[71]

XIII .IMAGIOLOGIA POR ULTRA-SONS:

A ultrassonografia é um ramo da acústica que se ocupa das vibrações sonoras em gamas de frequência acima do nível audível. A imagiologia por ultra-sons, ou ecografia ou sonografia, é um método de obtenção de imagens do interior do corpo humano através da utilização de ondas sonoras de alta frequência[72].

A ultrassonografia, um procedimento útil, não invasivo e indolor, tem sido utilizada como ferramenta de diagnóstico em medicina dentária para o exame dos <u>tecidos duros dentários, espaço PDL, determinação do osso alveolar</u>

O ultrassom oferece um grande potencial no desenvolvimento de uma ferramenta de avaliação periodontal não invasiva que ofereceria um grande rendimento de informações em tempo real, no que diz respeito a características clínicas como profundidade da bolsa, nível de inserção, espessura do tecido, alteração histológica, cálculo, morfologia óssea, bem como avaliação da estrutura dentária para fissuras de fratura[73].

A aplicação de ultra-sons em medicina dentária está documentada. A primeira utilização de ultra-sons de diagnóstico em medicina dentária parece ter sido feita por Baum et al. que utilizaram um scanner de ultra-sons oftalmológicos de 15 MHz emprestado (ca. 1958) para obter imagens das estruturas internas dos dentes, embora não com a clareza desejada. Só no final dos anos 60 é que outros experimentadores começaram a investigar várias utilizações dos ultra-sons em medicina dentária, incluindo Kossoff et al. que utilizaram a ultrassonografia de transmissão para examinar as propriedades da cavidade pulpar, bem como outros experimentadores que utilizaram os métodos pulso-eco de Smirnow. Também utilizando métodos pulso-eco, Lees e colaboradores começaram a investigar sistematicamente a capacidade dos ultra-sons para obter imagens e caraterizar a estrutura interna dos dentes, utilizando transdutores personalizados e instrumentos de laboratório. O seu trabalho centrou-se nas medições da espessura da camada de esmalte e dentina [caraterização do tecido duro dentário e desmineralização do esmalte dentário]. Entretanto, outros investigadores começaram a investigar as aplicações dos ultra-sons nos tecidos moles em medicina dentária, incluindo o relatório de Kydd et al. sobre a medição ultra-sónica da espessura gengival e a primeira utilização de ultra-sons para diagnosticar a doença periodontal por Spranger[74].

Um dos primeiros relatos da utilização da ultrassonografia em periodontologia foi feito por Spranger (1971), que tentou determinar a altura da crista alveolar em pacientes com periodontite. Concluiu que, se utilizada com cuidado, esta técnica poderia acrescentar alguma informação ao diagnóstico radiográfico, embora tenha encontrado muitas dificuldades técnicas. Palou et al. (1987) também utilizaram a ultrassonografia para a determinação da morfologia óssea periodontal em pacientes com periodontite[73].

Um estudo recente utilizando o scanner ultrassónico ULTRADERM (Longport International Ltd, Silchester, U.K.) que funciona a uma frequência de 20 MHz num modelo animal (mandíbula de porco) demonstrou que a ultrassonografia periodontal pode produzir imagens adequadas para a avaliação do periodonto, bem como uma medição precisa da relação dimensional entre estruturas duras e moles. Em vários estudos, o aparelho foi utilizado para avaliar a espessura gengival antes e depois da terapia mucogengival para recobrimento radicular, bem como para avaliar a dinâmica das dimensões da mucosa após o recobrimento radicular com enxertos de tecido conjuntivo, membranas de barreira bio-reabsorvíveis e para a medição da mucosa mastigatória.[68,73] O scanner ultrassónico fornece resultados satisfatórios tanto em termos de precisão como de repetibilidade.

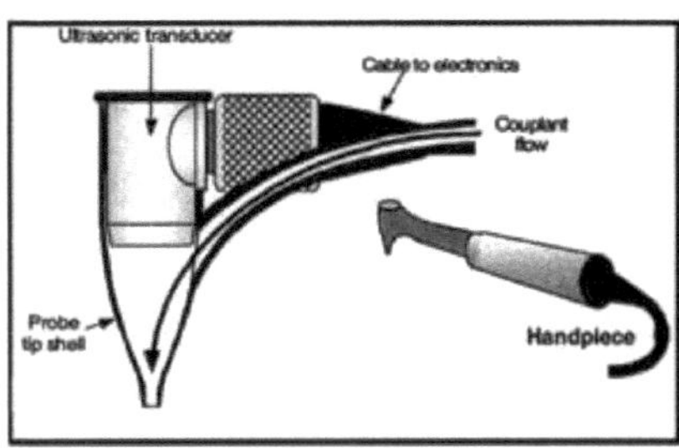

FIG36: Representação esquemática de uma peça de mão para sonda ultra-sónica:

Em resumo, a imagiologia por ultra-sons pode visualizar os tecidos periodontais e orais in vivo ou ex vivo sem necessidade de processamento, fixação ou coloração complicados. É rápida e não invasiva. Portanto, a ecografia é uma técnica fácil e reprodutível que tem o potencial de complementar a radiografia convencional no diagnóstico e acompanhamento de doenças associadas ao periodonto[68].

XIV . IMAGIOLOGIA FOTOACÚSTICA:

A imagiologia fotoacústica (PA) é uma tecnologia de imagiologia biomédica híbrida que combina o elevado contraste da imagiologia ótica com a elevada resolução da imagiologia por ultra-sons. Esta modalidade de imagiologia baseia-se no efeito PA que foi observado pela primeira vez por Alexander G Bell em 1880.[76] Na imagiologia por PA, a absorção de energia ótica por um cromóforo endógeno, como a hemoglobina, a melanina ou os lípidos, ou por agentes de contraste exógenos, como os corantes orgânicos, dá origem a uma expansão termoplástica e à geração de ondas acústicas (ultra-sons), que podem ser detectadas e convertidas em sinais eléctricos, que são depois processados para a imagiologia. A imagem de PA pode fornecer imagens de alta resolução (tão baixas quanto 5 μτ) e contraste de tecido mais do que a imagem de ultrassom. Outra vantagem da imagiologia por PA é a ausência de radiação ionizante. Além disso, a imagiologia por PA demonstrou ser mais rápida do que a imagiologia por ressonância magnética (MRI). No entanto, a imagiologia por PA tem algumas limitações. A sua penetração é limitada a cerca de 5 cm no tecido devido à atenuação ótica. Lin et al mostraram a viabilidade da medição da profundidade da bolsa periodontal utilizando imagens de PA e descobriram que as imagens de PA podiam visualizar toda a bolsa com uma precisão de 0,01 mm. No entanto, a evidência de absorção e dispersão da energia ótica e das ondas de ultra-sons pelo osso sugere as limitações desta tecnologia. A presença de restaurações dentárias também pode gerar um fundo que afecta as ondas de PA. Além disso, a pressão do fluido crevicular gengival pode impedir a penetração completa da bolsa pelo contraste à base de tinta de lula. Finalmente, utilizaram apenas modelos de mandíbulas de porco, pelo que a bolsa periodontal criada pode não imitar verdadeiramente as condições in vivo em humanos[75].

XV.CAPILAROSCOPIA ENDOSCÓPICA PARA IMAGIOLOGIA DA MICROCIRCULAÇÃO DA BOLSA PERIODONTAL:

Os fibroscópios são endoscópios flexíveis que utilizam fibras ópticas para inspecionar estruturas internas inacessíveis à distância. As fibras ópticas são fibras flexíveis e transparentes, formadas por fios finos de vidro ou plástico. Podem transmitir luz a distâncias mais longas e com larguras de banda mais elevadas do que os cabos metálicos. Além disso, a tecnologia das fibras ópticas apresenta uma menor perda de sinal e menos interferências electromagnéticas em comparação com os fios metálicos[75].

Townsend & D'Aiuto demonstraram a viabilidade da utilização de sondas de fibra ótica para visualizar diretamente a parede da bolsa periodontal através da sua microcirculação e medir a alteração do número e do diâmetro dos vasos sanguíneos associados à doença periodontal. O núcleo do sistema é composto por uma sonda de imagem de fibra ótica de 950 pm, que é inserida no sulco gengival ou na bolsa periodontal. A iluminação é fornecida por uma luz verde de 520 nm de comprimento de onda que é absorvida pelo sangue oxigenado e desoxigenado. Assim, os vasos sanguíneos que contêm glóbulos vermelhos aparecerão escuros contra o fundo verde. Concluíram que a combinação da capilaroscopia com a tecnologia de fibra ótica permite obter imagens de alta resolução da microcirculação da bolsa periodontal[75].

XVI.AVALIAÇÕES MICROBIOLÓGICAS:

Apesar dos testes microbiológicos intensivos, foram confirmados relativamente poucos organismos periodontopáticos evidentes. Para explicar a incapacidade de clarificar quais os agentes etiológicos responsáveis pela periodontite destrutiva, os investigadores enumeraram problemas técnicos e conceptuais encontrados durante os ensaios bacteriológicos que indicaram que não existe uma forma ideal de recolher amostras dos locais. Se as amostras forem demasiado grandes, os organismos patogénicos são diluídos por micróbios benignos. Por outro lado, se as amostras forem demasiado pequenas ou forem colhidas no local errado, os agentes etiológicos podem não ser detectados. Além disso, os meios de transporte, os métodos de plaqueamento, as técnicas de dispersão e os meios de cultura podem ser selectivos para organismos robustos, resultando assim na propagação de organismos em proporções que não reflectem a amostra inicial[15].

Os investigadores demonstraram que existe uma grande heterogeneidade de bactérias associadas à destruição periodontal e que as doenças podem ser causadas por um único agente patogénico ou por grupos de agentes patogénicos. As avaliações bacteriológicas são ainda mais complicadas, porque as espécies oportunistas podem proliferar em locais doentes, mesmo que não tenham sido os agentes etiológicos. Por conseguinte, embora estes micróbios possam servir como organismos indicadores, a diferenciação entre marcadores bacteriológicos e agentes patogénicos reais ainda tem de ser clarificada. Estudos recentes tentaram assegurar que as amostras fossem obtidas durante os períodos de degradação ativa. No entanto, a não deteção do pico de atividade da doença pode subestimar os efeitos de determinados agentes etiológicos

Para identificar os agentes patogénicos evidentes, os investigadores utilizaram várias abordagens em seres humanos[15]:

1. Cultura de organismos dominantes em locais doentes

2. Inspeção de bactérias em áreas refractárias

3. Deteção de micróbios em locais re-infectados

4. Identificação de organismos eliminados após uma terapia bem sucedida

A discussão seguinte aborda os testes microbiológicos que podem ser utilizados para efetuar melhores diagnósticos.

Estes ensaios podem ser utilizados da seguinte forma:

(1) Para avaliar a presença de organismos que possam precipitar a atividade da doença,

(2) Para controlar os intervalos de recolha, e

(3 Para identificar se a terapêutica atingiu um ponto final biológico (ou seja, eliminação de Actinobacillus actinomycetemcomitans num doente com periodontite juvenil).

Até à data, foram comunicados muitos métodos de deteção de bactérias na doença periodontal (Suzuki et al., 2004a; Suzuki et al., 2004b; Yoshida et al., 2003a; Yoshida et al., 2003b). Os métodos representativos para o exame microbiológico da doença periodontal são apresentados na Tabela 17 abaixo[76]:

QUADRO 19. Métodos de exame microbiológico representativos na prática dentária

Método	Princípio	Vantagens	Desvantagemes	Observações
Cultura	Cultura de animais espécimes num médio	Deteção de bactérias viáveis. Sensibilidade aos antibióticos.	Bactérias não cultiváveis. Requer conhecimentos de bacteriologia.	Importante para a seleção de antibióticos.
Enzimático	Medida de actividades enzimáticas produzidas por bactérias.	Método rápido e de baixo custo	Não é possível identificar as espécies bacterianas	Estão disponíveis kits comerciais.
Imunológico	Deteção de	Disponível	Não consegue	Requer

al	bactérias específicas utilizando anticorpos	para bactérias específicas.	distinguir entre células vivas e mortas .	técnicas especiais .
Convencional PCR	Deteção de bactérias por amplificação de ADN	Elevado sensibilidade, análise qualitativa	Sameas acima A deteção quantitativa não está disponível.	Requer um termociclador
Em tempo real PCR	Deteção de bactérias por amplificação de ADN	quantificação. Alta sensibilidade,	Não consegue distinguir entre células vivas e mortas.	Necessita de um termociclador.
Amplificação isotérmica mediada por laço (LAMP)	Isotérmico Amplificação de ADN	Alta sensibilidade, amplificação isotérmica e visual deteção	Sameas convencional PCR	Desenvolvido por Eiken Chemical Co., Ltd

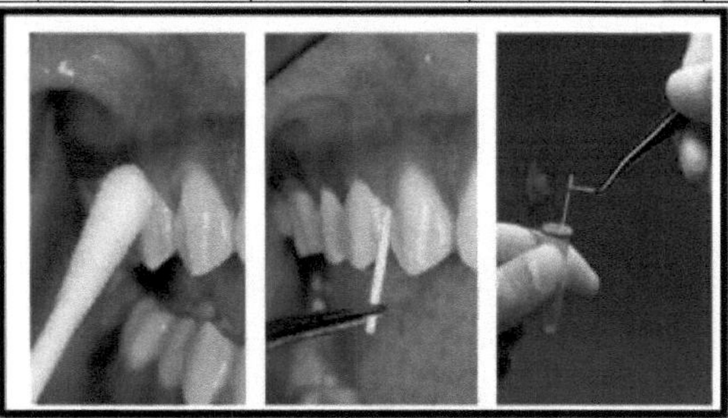

FIG 37: Remoção da placa subgengival Esquerda: Limpeza supragengival e secagem do local de colheita. Meio: Inserção da ponta de papel (tamanho médio, # 30-50) na bolsa. À direita: Colocação da ponta de papel no recipiente de transporte

MÉTODOS DE DETECÇÃO DE BACTÉRIAS[76,3]

* Microscopia de fundo escuro ou de contraste de fase

* Técnicas de cultura
* Ensaio imunológico
* Ensaios enzimáticos
* Técnicas de diagnóstico microbiano molecular
* Compostos de enxofre voláteis
* Proteases bacterianas na saliva e no FGC

MICROSCOPIA DE CAMPO ESCURO OU DE CONTRASTE DE FASE:

A microscopia de campo escuro ou de contraste de fase pode avaliar direta e rapidamente a morfologia e a motilidade das bactérias numa amostra de placa. Estes métodos permitem um diagnóstico bacteriano limitado diretamente no consultório. Não requerem fixação ou coloração de Gram e são, por isso, rápidos e simples de executar. No entanto, apenas os morfotipos podem ser identificados, ou seja, a forma das bactérias e a sua motilidade. A determinação destes critérios permite uma conclusão limitada sobre a patogenicidade dos microrganismos (Listgarten&Hellden1978). Se a amostra revelar principalmente cocos e bastonetes não móveis, é uma indicação de apenas alguns agentes patogénicos activos.

Este método revela as formas das bactérias e a sua motilidade, mas não permite qualquer identificação da classificação ou espécie bacteriana. O método é, por conseguinte, limitado no seu potencial informativo: Permite a diferenciação entre bolsas inactivas e activas. O seu maior valor é a motivação do paciente[76]

A principal vantagem desta técnica é a capacidade de contar todas as bactérias presentes na amostra. Estes ensaios são económicos e demoram apenas alguns minutos a realizar. Podem diferenciar as amostras de placa bacteriana, uma vez que a placa associada à saúde é caracterizada por uma flora escassa de cocos e bastonetes não móveis, enquanto que na gengivite há o aparecimento de bastonetes móveis e espiroquetas e na periodontite um grande aumento destes morfotipos com um número particularmente elevado de espiroquetas. (Listgarten 1986)

Os inconvenientes são a incapacidade de diferenciar as várias espécies de microrganismos ou de determinar a sua suscetibilidade relativa aos agentes antimicrobianos.

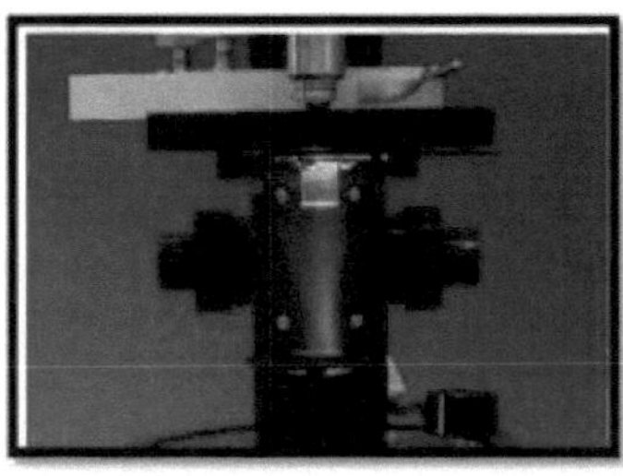

FIG 38: As bactérias vitais identificáveis, tal como observadas nos microscópios de campo escuro e de contraste de fase, são identificadas de acordo com a lista de critérios

CULTURA:

Foram obtidos perfis bacteriológicos abrangentes de placas subgengivais associadas a diferentes doenças periodontais utilizando técnicas melhoradas de cultura anaeróbia. A subcultura dos isolados foi seguida de testes taxonómicos para identificar o género e a espécie de cada micróbio. Este método continua a ser o padrão com o qual todos os outros ensaios microbianos são comparados. No entanto, é moroso, trabalhoso e dispendioso, pelo que não pode ser utilizado por rotina para caraterizar amostras de placas[3,15,77].

As informações derivadas de estudos microbiológicos permitiram aos investigadores desenvolver uma abordagem mais fácil, nomeadamente a pesquisa de muitas placas para a presença de organismos facilmente identificáveis que estão altamente associados a síndromes de doença. Foram desenvolvidos meios selectivos que suprimem os organismos contaminantes para ajudar a identificar espécies de Bacteroides, A actinomycetemcomitans, Fusobacterium nucleatum e espiroquetas. No entanto, à medida que a seletividade destes meios aumenta, a sua sensibilidade a outros micróbios diminui, o que pode resultar na omissão de outros agentes patogénicos. Por conseguinte, sugeriu-se que os laboratórios que utilizam meios selectivos para detetar níveis baixos de agentes patogénicos específicos utilizem também meios não selectivos.

A cultura tem-se revelado especialmente valiosa para os doentes que não responderam ao tratamento convencional. Recentemente, Slots et al referiram que um terço dos locais refractários testados albergava leveduras, bastonetes entéricos ou Pseudomonas. Utilizando as avaliações microbianas actuais, estes organismos só podiam ser detectados através de culturas[3].

Atualmente, apesar de todos os dados retrospectivos que implicam micróbios específicos como agentes etiológicos, existe uma escassez de informação que indique que a deteção de alegados agentes patogénicos pode prever a atividade futura da doença. Embora esta extrapolação pareça razoável, a capacidade exacta dos dados culturais para prever a deterioração periodontal futura ainda precisa de ser clarificada[15].

<u>TÉCNICAS DE CULTURA:</u>

As técnicas de cultura são consideradas como o padrão de ouro para determinar o desempenho de novos métodos de diagnóstico microbiano. Utilizadas para cultivar e multiplicar as bactérias que são adequadas para crescer no meio de cultura utilizado, que deve incluir todos os requisitos de crescimento necessários[3].

As amostras de placas são cultivadas anaerobicamente e, utilizando meios selectivos e não selectivos, juntamente com vários testes físicos e bioquímicos, os diferentes agentes patogénicos putativos podem ser identificados.

Podem ser utilizados para analisar a natureza dos microrganismos numa amostra, uma vez que podem ser especificados com uma variedade de métodos laboratoriais como a subcultura selectiva, a eletroforese em gel de poliacrilamida com dodecil sulfato de sódio, testes bioquímicos, sondas genéticas, ribotipagem, impressão digital de ADN e análise de ácidos gordos de cadeia longa da parede celular. A sua suscetibilidade aos antimicrobianos também pode ser testada. A principal vantagem deste método é o facto de o clínico poder obter contagens relativas e absolutas das espécies cultivadas. Além disso, é o único método in vitro capaz de avaliar a suscetibilidade dos micróbios aos antibióticos. No entanto, as técnicas de cultura têm deficiências importantes. Os métodos de cultura só podem cultivar bactérias vivas; por conseguinte, são essenciais condições rigorosas de amostragem e transporte[3,15,77,78]

No entanto, nem todas as bactérias podem ser facilmente cultivadas e é pouco provável que a recuperação proporcional das espécies cultiváveis corresponda às suas proporções na bolsa periodontal. Além disso, a utilização de meios selectivos irá restringir as espécies que podem crescer. Além disso, alguns dos agentes patogénicos putativos, como o

Treponema sp. e o T. forsythus, são fastidiosos e difíceis de cultivar. A sensibilidade dos métodos de cultura é bastante baixa, uma vez que os limites de deteção para meios selectivos e não selectivos são, em média, de 10^3 a 10^4 bactérias, pelo que não são detectados números baixos de um agente patogénico específico. O inconveniente mais importante é o facto de a cultura exigir equipamento sofisticado e pessoal experiente, sendo relativamente morosa e dispendiosa. Ao utilizar este método, os clínicos devem estar confiantes de que o laboratório possui a tecnologia e a especialização adequadas em microbiologia periodontal para lhes comunicar informações úteis para o diagnóstico e a terapêutica[77,3].

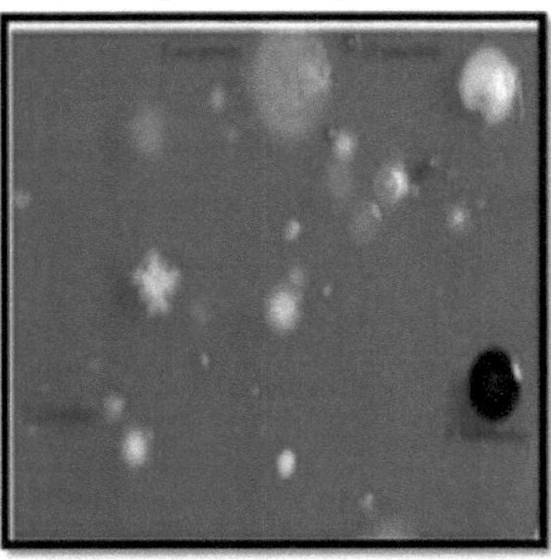

FIG 39. Cultura bacteriológica anaeróbia da microflora subgengival num doente com periodontite grave:

XVII.MÉTODOS DE IMUNODIAGNÓSTICO:

Os ensaios imunológicos utilizam anticorpos que reconhecem antigénios bacterianos específicos para detetar microrganismos alvo. Este método identifica bactérias utilizando anticorpos monoclonais contra antigénios específicos da espécie. Esta reação pode ser visualizada utilizando uma variedade de técnicas e reacções, incluindo ensaios de microscopia imunofluorescente direta (DFA) e indireta (IFA), citometria de fluxo, ensaio de imunoabsorção enzimática (ELISA), ensaios de membrana e aglutinação de látex (Greenstein, 1988; Lamster et al., 1993). Os ensaios imunológicos baseiam-se em reacções antigénio-anticorpo. Estes testes têm sido utilizados para identificar micróbios específicos e para determinar os níveis de anticorpos contra agentes patogénicos[15].

A deteção de micróbios é geralmente realizada através da exposição de antigénios a anticorpos marcados com fluoresceína. Quando o complexo fluoresceína-antigénio-anticorpo é observado num microscópio imunofluorescente, o complexo brilha, facilitando a identificação. A microscopia imunofluorescente proporciona um teste qualitativo rápido, mas é morosa quando utilizada para determinar as proporções de organismos. A técnica pode ser realizada num consultório, mas a necessidade de reagentes específicos para cada espécie e de um microscópio imunofluorescente determina que esta avaliação seja normalmente efectuada num laboratório.

A IFA direta utiliza anticorpos monoclonais e policlonais conjugados com um marcador de fluoresceína que se liga ao antigénio bacteriano para formar um complexo imune fluorescente detetável ao microscópio.

A IFA indireta utiliza um anticorpo secundário conjugado com fluoresceína que reage com o complexo antigénio-anticorpo primário.

Tanto os IFAs directos como indirectos são capazes de identificar o agente patogénico e quantificar a percentagem do agente patogénico diretamente utilizando um esfregaço em placa.

O ensaio de imunoabsorção enzimática (ELISA) é semelhante, em princípio, a outros ensaios radioimunes, mas, em vez do radioisótopo, substitui-o por uma reação colorida de origem enzimática. A intensidade da cor depende da concentração do antigénio e é geralmente lida fotometricamente para uma quantificação óptima[3] . O ELISA tem sido utilizado principalmente para detetar anticorpos séricos contra agentes patogénicos periodontais; no entanto, também tem sido utilizado em estudos de investigação para quantificar agentes patogénicos específicos em amostras subgengivais utilizando anticorpos monoclonais específicos. Um imunoensaio de membrana foi adaptado para utilização em diagnósticos clínicos em consultório e foi comercializado (Evalusites, Eastman Kodak, Rochester, NY, EUA). Envolve a ligação entre o antigénio e um anticorpo ligado à membrana para formar um imunocomplexo que é posteriormente revelado através de uma reação colorimétrica. O Evalusites foi concebido para detetar Aa, Pg e Pi (Boyer et al. 1996, Chaves et al. 2000). Snyder et al. (1996) encontraram um limite de deteção de 105 para Aa e 106 para Pg[78] .

A aglutinação em látex é um ensaio imunológico simples baseado na ligação de proteínas ao látex. As esferas de látex são revestidas com o anticorpo específico da espécie e, quando estas esferas entram em contacto com os antigénios ou extractos de antigénios da superfície celular microbiana, ocorre uma ligação cruzada; a sua aglutinação ou aglomeração é então visível, normalmente em 2 a 5 minutos. Devido à sua simplicidade e rapidez, estes ensaios têm um grande potencial para a deteção de agentes patogénicos periodontais em consultório. No entanto, estes ensaios só foram testados para fins de investigação e não estão clinicamente disponíveis[3].

Em resumo, os ensaios imunológicos para bactérias orais fornecem uma estimativa quantitativa ou semi-quantitativa dos microrganismos-alvo. Estes métodos demonstraram uma maior sensibilidade e especificidade do que a cultura bacteriana para a deteção de microrganismos-alvo; no entanto, requerem a utilização de anticorpos monoclonais para garantir uma elevada especificidade e os limites de deteção não são significativamente inferiores aos da cultura bacteriana. Estes testes têm também a vantagem de não exigirem uma metodologia rigorosa de amostragem e transporte para garantir a viabilidade bacteriana. No entanto, estão limitados ao número de anticorpos testados, não são adequados para estudar a suscetibilidade aos antibióticos e não têm a validade de estudos clínicos bem controlados[77].

ENSAIO BASEADO EM ENZIMAS OU MÉTODOS ENZIMÁTICOS DE IDENTIFICAÇÃO BACTERIANA:

É um ensaio enzimático utilizado para a identificação da protease semelhante à tripsina que é produzida principalmente por P.gingivalis e, em muito menor grau, por T.forsythus e T. denticola e espécies de Capnocytophaga. Esta protease hidrolisa substratos de benzyol-DL-arginina-2- naftilamida **(BANA)** num ensaio colorimétrico[78]. A atividade da enzima é medida com a hidrólise do substrato incolor BANA. Quando a hidrólise ocorre, liberta o cromóforo beta-naftalamida que se torna laranja quando uma gota de granada rápida é adicionada à solução. Utilizando a profundidade de sondagem como medida da morbilidade periodontal, Loesche demonstrou que as bolsas pouco profundas apresentavam apenas 10% de reacções BANA positivas, enquanto as bolsas profundas (7 mm) apresentavam 80% a 90% de reacções BANA positivas. Beck utilizou o teste BANA como um indicador de risco para a perda de inserção periodontal. Coletivamente, os resultados utilizando este método de diagnóstico sugerem que os resultados positivos do BANA são uma boa indicação de que a Td, a Pg, ou ambas, estão presentes nos locais amostrados. As principais desvantagens são a falta de dados quantitativos e a incapacidade de determinar qual das três bactérias é responsável pela produção da enzima. O teste pode ser positivo em locais clinicamente saudáveis e ainda não foi provado se pode detetar locais em processo de destruição periodontal. Além disso, o sistema BANA não inclui inibidores das proteinases do hospedeiro, que poderiam clivar o substrato BANA e também contaminar a amostra de placa bacteriana a partir da saliva e do FGC[3] .

O Perioscan (laboratórios Oral-B) é um sistema de kit de teste de cadeira que utiliza o teste BANA para proteinases do tipo tripsina. Uma amostra de placa subgengival é criada no kit com o substrato ligado a um sistema de deteção de cor que é particularmente simples de utilizar e cujos resultados estão disponíveis num período relativamente curto. Também produzem resultados visuais que podem ser mostrados aos pacientes[3] .

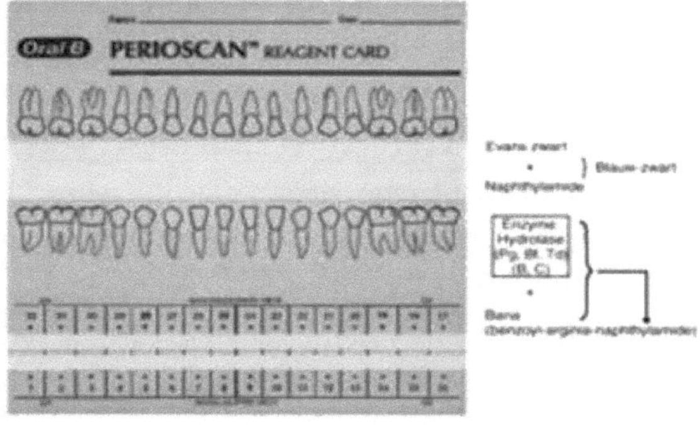

FIG 39: Kit de diagnóstico (Perioscan) desenvolvido para a identificação de perfis bacterianos específicos através de uma reação enzimática a partir de isolados de placas.

A simplicidade, a resposta rápida e a facilidade de leitura tornaram estes métodos de diagnóstico enzimáticos e imunológicos ideais para utilização em cadeira de rodas. Nos anos 90, estavam disponíveis comercialmente (Evalusites e Perioscans). No entanto, a falta de ensaios clínicos adequados para validar a sua utilidade diagnóstica e os seus problemas intrínsecos relativos à baixa sensibilidade (Evalusites) e à baixa especificidade (Perioscans) fizeram com que desaparecessem rapidamente do mercado.

O desenvolvimento de técnicas em biologia molecular, destinadas à deteção de agentes patogénicos bacterianos, permitiu não só a aquisição de conhecimentos em genética microbiana, mas também estabeleceu as bases para o desenvolvimento de técnicas de diagnóstico melhoradas (Holt & Progulske 1988, Saiki et al. 1988, Gibbs 1990). Os princípios das técnicas de biologia molecular residem na análise do ADN, do ARN ou da estrutura ou função das proteínas (Lewin 1993, Dawson et al. 1996). O material genético de uma bactéria é composto por um ADN cromossómico e por ARN de transferência, ribossómico e mensageiro. O ADN cromossómico está disperso na célula bacteriana sem qualquer envelope membranar (Holt & Progulske 1988). Os ensaios de diagnóstico que utilizam técnicas de biologia molecular requerem fragmentos de ADN específicos que reconheçam sequências de ADN bacteriano complementares específicas dos microrganismos-alvo[3] .

Para o desenvolvimento de um teste de diagnóstico microbiológico utilizando esta tecnologia é, por conseguinte, fundamental poder extrair o ADN bacteriano da amostra de placa bacteriana e poder amplificar a sequência de ADN específica dos agentes patogénicos periodontais alvo[78] .

Foram utilizados diferentes métodos químicos, enzimáticos ou físicos para obter ADN em quantidade e qualidade suficientes para a sua posterior análise através de sondas de ADN ou da reação em cadeia da polimerase (PCR). Posteriormente, a utilização de centrifugação e de colunas cromatográficas permite a separação e a purificação do ADN. Para o diagnóstico microbiano periodontal, a maioria dos testes desenvolvidos utilizou proteinase K ou fervura e centrifugação (Ting & Slots 1997, Umeda et al. 1998b). Uma vez extraído e purificado o ADN das amostras de placa subgengival, foram desenvolvidos diferentes métodos de diagnóstico para detetar especificamente e, em alguns casos, quantificar os agentes patogénicos periodontais alvo[78] .

Em geral, existem 3 categorias principais de análises microbianas moleculares a considerar, nomeadamente [79]

1) Métodos baseados na PCR, incluindo a PCR de alvo único, a PCR multiplex e a PCR quantitativa;

2) Métodos de hibridação ADN-ADN, como a hibridação in situ, a hibridação em tabuleiro de xadrez e os microarranjos baseados no rRNA 16S; e

3) Métodos de sequenciação, incluindo as mais recentes técnicas de sequenciação de nova geração (NGS), como a pirosequenciação, a sequenciação de ADN de molécula única em tempo real e a sequenciação baseada em nanoporos.

REACÇÃO EM CADEIA DA POLIMERASE (PCR):

A PCR é a amplificação enzimática de uma sequência de ADN específica in vitro. Este processo utiliza múltiplos ciclos de desnaturação do molde, recozimento do iniciador e alongamento do iniciador para amplificar sequências de ADN. Trata-se de um processo exponencial, uma vez que os produtos amplificados de cada ciclo anterior servem de modelo para o ciclo de amplificação seguinte, o que o torna uma técnica altamente sensível para a deteção de sequências específicas de ácidos nucleicos[3].

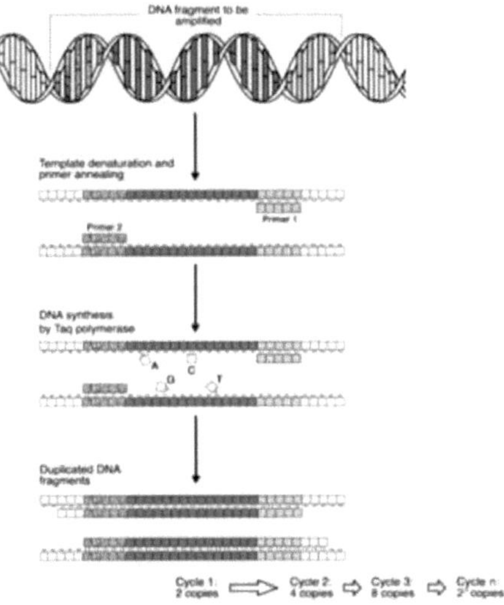

FIG 40. Diagrama esquemático da PCR mostrando que cada ciclo contém três etapas (recozimento dos iniciadores ao modelo de ADN, extensão do ADN e desnaturação do ADN) e ilustrando a natureza exponencial da reação:

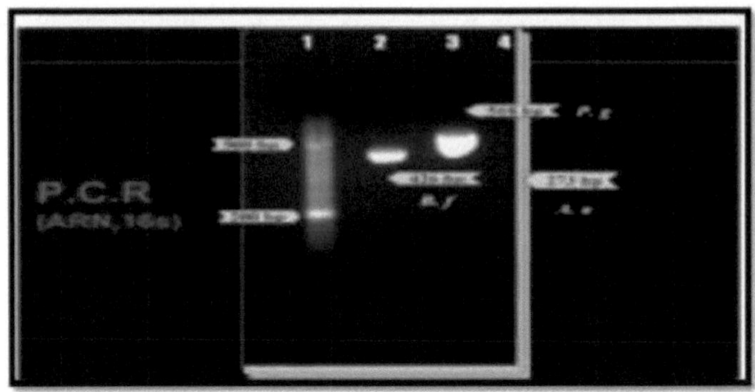

FIG 40. Tecnologia PCR padrão utilizando primers 16s rRNA para Actinobacillusactinomycetemcomitans, Porphyromonasgingivalis e Tannerella forsythia[3].

Normalmente, é gerado um produto amplificado suficiente após 20 a 40 ciclos de PCR, para que possa ser visualizado num gel corado com brometo de etídio. A reação inclui vários componentes: modelo, iniciador direto, iniciador inverso, tampão de reação, magnésio, mistura de dNTP e ADN polimerase termoestável. O modelo pode incluir ADN genómico ou plasmídico purificado; ARN convertido por transcriptase reversa em ADN complementar (ADNc); ou amostras biológicas brutas não purificadas, como colónias bacterianas ou placas de fagos. Os iniciadores direto e inverso determinam a sequência e o comprimento do produto amplificado. A polimerase termoestável mais frequentemente utilizada é a Taq DNA polimerase[78].

A PCR explora a capacidade de replicação do ADN. Uma única cadeia de ADN é utilizada como molde para a síntese de novas cadeias complementares sob a ação da enzima ADN polimerase, que é capaz de ligar os nucleótidos presentes na reação ao molde. No entanto, a ADN polimerase necessita de um ponto de partida no molde, que orientará a adição dos nucleótidos subsequentes. Este ponto de partida para a síntese é fornecido por um oligonucleótido que se hibridiza (faz o anelamento) com a cadeia única do molde; este oligonucleótido é designado por iniciador. Ambas as cadeias originais de ADN actuam como molde para a síntese, uma vez que são fornecidos primers específicos a cada uma delas. Assim, a região do ADN a sintetizar é definida pelos primers, que se ligam especificamente às suas sequências complementares na cadeia molde, limitando o fragmento de ADN que será amplificado[78,79]

MÉTODOS BASEADOS EM PCR:

APLICAÇÕES PCR DE ALVO ÚNICO:

Foram concebidos primers de PCR específicos para espécies ou filotipos, que foram subsequentemente utilizados em reacções de PCR individuais e altamente rigorosas para detetar a prevalência de espécies-alvo em amostras de placa de indivíduos saudáveis e doentes. Estes investigadores confirmaram que várias espécies adicionais, incluindo as que ainda não tinham sido cultivadas in vitro, estavam associadas à saúde oral ou à periodontite.

PCR MULTIPLEX:

Esta técnica é uma expansão da metodologia de PCR de alvo único, na qual são utilizados mais de um par de primers específicos da espécie num único ensaio de PCR que permite a deteção simultânea de várias espécies. Estes ensaios foram utilizados para detetar simultaneamente A. actinomycetemcomitans, T. forsythia e P. gingivalis. A otimização da PCR multiplex pode ser trabalhosa de estabelecer, mas, em última análise, estes ensaios são bastante sensíveis com limites de deteção de 10 a 100 células por reação de PCR. O teste MicroDent® é um método comercialmente disponível que utiliza a PCR multiplex para detetar 5 espécies orais e que tem sido utilizado para comparar os perfis microbianos de amostras de placa subgengival em situações de saúde oral e periodontite[79].

PCR EM TEMPO REAL:

A PCR em tempo real, também designada por qPCR, qRT-PCR, RT-qPCR e PCR cinética, é um método para quantificar o número de cópias de ADN em amostras clínicas. Existem dois tipos de PCR em tempo real, nomeadamente um método baseado em intercaladores e um método baseado em sondas. O método baseado em intercaladores, também conhecido como método SYBR Green, intercala SYBR green, que se liga ao ADN de cadeia dupla recentemente sintetizado, produzindo um amplicon de PCR marcado com fluorescência. O método baseado em sonda, ou TaqMan PCR, é mais específico, na medida em que utiliza uma sonda marcada com fluorogénio que se liga apenas à sua sequência complementar na porção interna do produto de amplificação da PCR gerado. A PCR em tempo real tem sido utilizada para detetar e quantificar vários agentes patogénicos periodontais, incluindo A. actinomycetemcomitans, P. gingivalis, Prevotella intermedia, o gene tetQ e bactérias totais, em amostras clínicas.

O MYPERIOPATH™ da OralDNAlabs™ é um serviço disponível comercialmente que utiliza a PCR TaqMan que determina os perfis microbianos de 13 agentes patogénicos periodontais putativos a partir de amostras orais fornecidas por clínicos. As considerações de tratamento e as recomendações de acompanhamento são fornecidas com o relatório final.

<u>MÉTODOS DE HIBRIDAÇÃO DNA-DNA:</u>
<u>HIBRIDAÇÃO IN SITU POR FLUORESCÊNCIA (PEIXE):</u>

A hibridação in situ por fluorescência (FISH), ou mais especificamente a hibridação de células inteiras, pode ser utilizada para quantificar, determinar a configuração espacial e demonstrar a morfologia de células bacterianas individuais em comunidades naturais complexas, como a placa dentária. Basicamente, os oligonucleótidos marcados com fluorescência e orientados para o rRNA são hibridizados em células inteiras parcialmente fixadas em lâminas de microscópio e são visualizados utilizando microscopia de fluorescência ou microscopia confocal de fluorescência. Foram detectadas espécies bacterianas orais conhecidas, incluindo A. actinomycetemcomitans, P. gingivalis, Actinomyces spp. e Streptococcus spp. e filotipos conhecidos apenas a partir da análise da sequência 16S rRNA, utilizando a FISH. Além disso, as hibridações de células inteiras em solução podem ser combinadas com a citometria de fluxo para a análise de populações microbianas mistas[3,78] .

<u>HIBRIDAÇÃO EM TABULEIRO DE XADREZ:</u>

Socransky et al. (1994) desenvolveram esta técnica que permitiu a hibridação de 45 amostras de ADN contra 30 sondas de ADN numa única membrana de suporte. Existem dois tipos de hibridação checkerboard, um que utiliza sondas de ADN genómico completo que são hibridizadas com o ADN da amostra na membrana e o outro que utiliza

amplicões de 16S rRNA marcados que são hibridizados com sondas baseadas em 16S rRNA que se encontram na membrana. Este último método foi designado por captura inversa, hibridação em tabuleiro de controlo de oligonucleótidos com base no rRNA 16S. Em ambos os métodos, os sinais de hibridação são normalmente detectados utilizando procedimentos de quimifluorescência

A maioria das publicações utilizou sondas de ADN genómico completo e hibridação em checkerboard para estudar o papel das bactérias na saúde e na doença oral. Num artigo de referência, Socransky et al analisaram 13.000 amostras de placa bacteriana utilizando sondas de ADN genómico completo e ensaios de hibridação checkerboard para definir complexos bacterianos que estavam envolvidos na saúde oral e na doença periodontal. Desde então, muitas publicações utilizaram a hibridação checkerboard do genoma completo para responder a muitas questões biológicas relacionadas com a investigação em ecologia oral. Recentemente, a hibridação em checkerboard foi também utilizada para a quantificação de múltiplos mediadores inflamatórios em amostras de fluido crevicular gengival (GCF).

A vantagem deste método é que as espécies "não cultiváveis" podem ser monitorizadas tão facilmente como as espécies cultiváveis conhecidas

TECNOLOGIA DE MICROARRAY DE OLIGONUCLEÓTIDOS:

O Human Oral Microbe Identification Microarray, ou HOMIM, foi desenvolvido com o objetivo de examinar a complexa diversidade microbiana oral numa única hibridação em lâminas de vidro. Esta tecnologia baseada no rRNA 16S, de elevado rendimento da amostra, permite a deteção simultânea de cerca de 300 espécies bacterianas chave e predominantes, incluindo espécies que ainda não foram cultivadas[78].

Atualmente, está disponível comercialmente para utilização em diagnóstico um microarray de captura inversa baseado no 16S rRNA. O chip de ADN ParoCheck® tem sido utilizado para determinar os perfis microbianos em amostras clínicas, incluindo lesões endodônticas e microflora normal de biópsias gengivais. Recentemente, o Phylochip, desenvolvido pela Affymetrix Corporation ® e pelos Lawrence Berkeley Labs, pode detetar até 32 000 filotipos de 16S rRNA.

MÉTODO DE SEQUENCIAÇÃO: [78]

A sequenciação de nova geração, ou NGS, é a mais recente tecnologia para análise genómica de elevado rendimento utilizando uma plataforma de pirosequenciação. A maioria das tecnologias NGS elimina a necessidade de clonagem e sequenciação através da amplificação de uma única molécula de ADN.

As plataformas NGS partilham uma caraterística tecnológica comum - a sequenciação maciçamente paralela de moléculas de ADN amplificadas clonalmente ou de moléculas únicas de ADN separadas espacialmente numa célula de fluxo. Na NGS, a sequenciação é efectuada por ciclos repetidos de extensões de nucleótidos mediadas por polimerase ou, num formato, por ciclos iterativos de ligação de oligonucleótidos. Sendo um processo maciçamente paralelo, a NGS gera centenas de megabases a gigabases de sequências de nucleótidos numa única execução do instrumento, dependendo da plataforma.

As tecnologias no horizonte são Novas tecnologias de sequenciação de moléculas únicas e abordagens baseadas em nanoporos. Estas tecnologias podem diminuir o tempo de sequenciação, reduzir os custos e simplificar a preparação de amostras.

<u>**SONDA DE ÁCIDO NUCLEICO:**</u>

Uma sonda é uma molécula de ácido nucleico conhecida (ADN ou ARN) de um microrganismo específico, sintetizada artificialmente e marcada para a sua deteção quando colocada juntamente com uma amostra de placa. As sondas de ADN implicam segmentos de um ácido nucleico de cadeia simples, marcados com uma enzima ou radioisótopo capaz de hibridar com a sua sequência de ácido nucleico complementar e, assim, detetar a presença do microrganismo alvo. A hibridação refere-se ao emparelhamento de cadeias complementares de ADN para produzir um ácido nucleico de cadeia dupla. A relação de emparelhamento de bases nucleotídicas é tão específica que as cadeias não se podem ligar, a menos que as sequências das respectivas cadeias nucleotídicas sejam complementares[3,78].

<u>**SONDA DE ADN:**</u>

A sonda de ADN identifica sequências específicas de ácidos nucleicos que constituem o ADN, permitindo assim a identificação de organismos. Baseia-se no conceito de que o ADN é uma dupla hélice, constituída por duas cadeias complementares de bases emparelhadas. Quando a dupla hélice é dividida (desnaturada), ocorre a separação entre os pares de bases. Se forem renaturados, voltam a ligar-se (hibridizar)[15]

Para preparar a sonda, os agentes patogénicos específicos utilizados como organismos marcadores são lisados para remover o seu ADN. A sua dupla hélice é desnaturada, criando cadeias simples que são marcadas individualmente com um isótopo radioativo. Os organismos que servem de marcadores são referidos como a biblioteca de ADN.

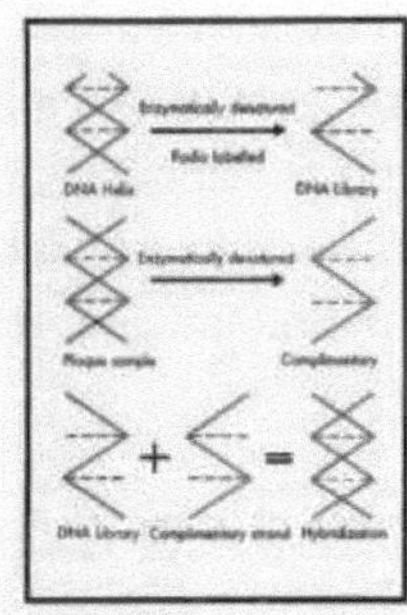

<u>**FIG 42. Diagrama que explica a utilização da sonda de ADN**</u>

Posteriormente, quando uma amostra de placa é enviada para análise, é submetida a lise e desnaturação. As cadeias individuais são tratadas quimicamente, fixadas num papel de filtro especial e depois expostas à biblioteca de ADN. Se os pares de bases complementares hibridizarem (ligação cruzada), as cadeias marcadas radioactivamente também serão fixadas ao papel de filtro. Depois de o filtro ser lavado para remover quaisquer cadeias não hibridizadas, é coberto com uma placa radiográfica. As etiquetas radioactivas criam manchas escuras na película, que são lidas com um densitómetro. A escuridão e o tamanho das manchas indicam a magnitude do organismo presente

Atualmente, a biblioteca de ADN da Biotechnico-Diagnostics inclui sondas para A actinomycetemcomitans, B gingivalis e B intermedius. Os kits de amostragem são fáceis de utilizar. Uma ponta de papel seco é colocada no bolso durante 10 segundos e depois transferida para um tubo de plástico, que é enviado por correio para o laboratório. A viabilidade dos organismos não é um fator porque os fragmentos de ADN estão a ser identificados. Os resultados são registados como menos de 10 organismos[3] (risco baixo), 10^4 a 10^5 (risco moderado) e mais de 10^6 (risco elevado). Estas normas são apenas directrizes e devem ser utilizadas em conjunto com outras avaliações clínicas, uma vez que os indivíduos podem não manifestar patologia clínica a estes níveis. No entanto, se forem detectadas, é aconselhável iniciar uma terapêutica para reduzir ou eliminar estas bactérias, porque A actinomycetemcomitans e B gingivalis são ambas virulentas e não são normalmente encontradas em níveis elevados em indivíduos saudáveis. Os médicos são alertados para o facto de que, atualmente, este teste se limita a avaliar três agentes patogénicos putativos e que outros micróbios ou combinações de organismos podem ser responsáveis pela atividade da doença. Em geral, à semelhança da cultura, este teste seria mais útil na avaliação de áreas que não respondem à terapêutica, na avaliação de doentes com periodontite juvenil e na avaliação da eficácia terapêutica[3,15,78,79].

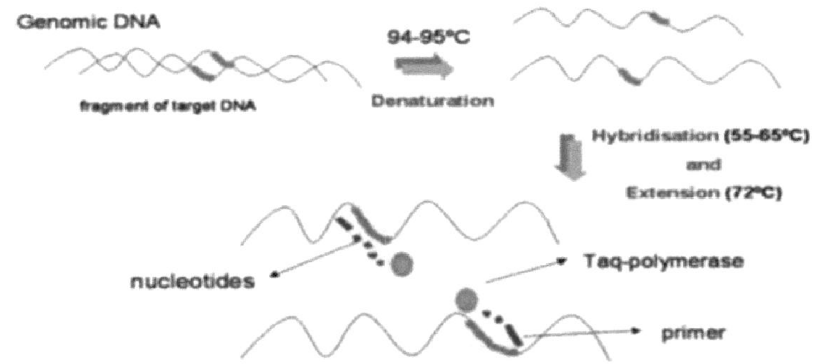

FIG 43: Esquema do processo de reação em cadeia da polimerase definido pelas três etapas que compõem esta técnica: a amplificação é efectuada por uma DNA polimerase, uma vez em cada ciclo. Cada ciclo inclui a desnaturalização ou separação das cadeias complementares, a hibridação dos primers com as cadeias originais e a extensão do primer pela polimerase. São necessários entre 30 e 40 ciclos para obter uma quantidade significativa da sequência estudada:

As sondas de ADN podem ter como alvo o ADN genómico completo ou genes individuais. É mais provável que o ADN genómico total apresente reacções cruzadas com microrganismos não visados, devido à presença de sequências homólogas entre diferentes espécies bacterianas. Atualmente, a maioria das sondas utilizadas são oligonucleótidos de 20 a 30 nucleótidos (Nicholl 1994, Dawson et al. 1996).

Sonda de ácido nucleico: existem 3 tipos diferentes (Savitt et al 1990)[78,79]

♦ **SONDAS GENÓMICAS COMPLETAS**
♦ **PROVAS CLONADAS**
♦ **SONDAS DE OLIGONUCLEÓTIDOS**

SONDAS GENÓMICAS COMPLETAS:

Estes são construídos a partir do genoma completo dos microrganismos-alvo. São mais fáceis de construir e menos dispendiosas de produzir. São também consideradas as mais sensíveis das sondas de ácidos nucleicos, porque todo o genoma é utilizado para possíveis sítios de hibridação.

Desvantagens: é provável que estejam presentes espécies semelhantes de bactérias nas amostras de placa, pelo que pode ocorrer uma reação cruzada.

PROVAS CLONADAS:

É composta por sequências isoladas de ADN que não apresentam reatividade cruzada. Estas sondas são produzidas em quantidade por clonagem num vetor de plasmídeo num microrganismo hospedeiro temporário, como a E.coli. As sondas clonadas podem aproximar-se da sensibilidade da sonda genómica completa, evitando a reação cruzada com outras espécies (French et al., 1986).

SONDAS DE OLIGONUCLEÓTIDOS:

Estas sondas têm 10-50 pb, ao passo que os outros tipos de sondas têm frequentemente vários quilo pares de bases de comprimento. As sequências das sondas de oligonucleótidos são obtidas a partir de regiões hipervariáveis únicas do ARNr de um microrganismo-alvo. Estas sondas para espécies orais são relativamente insensíveis, detectando apenas 10^6 células, em comparação com as sondas genómicas clonadas e inteiras.

Omnigene (Omnigene, Inc.), kit de teste DMDx Tm (Omnigene, Inc.) e BTD (Biotechnica Diagnostics, Inc.):

Trata-se de sistemas de sondas de ADN para uma série de bactérias subgengivais. Uma amostra de placa subgengival em papel é colocada no recipiente fornecido e enviada por correio para a empresa para ensaio. Estão disponíveis sondas para A.actinomycetemcomitans, P.gingivalis, P.intermedia, E.corredens, F.nucleatum, C.reta, T.denticola e T.pectinovorum. Estas sondas são altamente específicas e mais rápidas do que outras técnicas, permitindo a deteção de apenas 10^2 a 10^4 células numa amostra. A sua sensibilidade e especificidade não são afectadas pela presença de bactérias não relacionadas em amostras de culturas mistas. No entanto, não podem fornecer dados quantitativos fiáveis e estão limitadas pela disponibilidade de sondas.

VOLÁTEIS:

Os compostos voláteis de enxofre, principalmente o sulfureto de hidrogénio e o metilmercaptano, estão associados ao mau odor oral (Rosenberg & McCulloch 1992, Tonzetich 1977). Os voláteis salivares têm sido sugeridos como possíveis marcadores de diagnóstico e factores que contribuem para a doença periodontal[79] . Por exemplo, a piridina e as picolinas foram encontradas apenas em indivíduos com peroidontite moderada a grave (Kostelc et al. 1980, Kostelc et al. 1981). Para além disso, a saliva parece ser um meio útil para avaliar o mau odor oral. Foi encontrada uma associação significativa entre as pontuações BANA da saliva e o mau odor oral (Kozlovsky et al. 1994). Num estudo de auto-estimação do odor oral, a estimativa do odor com base na saliva produziu uma correlação significativa com parâmetros objectivos (Rosenberg et al. 1995)[80] .

No passado, as análises do **fluido crevicular gengival** forneciam poucos dados para ajudar a prever a atividade da doença. Recentemente, técnicas analíticas melhoradas sugeriram que os perfis bioquímicos do fluido crevicular gengival podem ser úteis neste objetivo. As proteases neutras (colagenase, telopeptidase elastase, catepsina G), que estão envolvidas na hidrólise de ligações peptídicas em proteínas, foram investigadas. O maior constituinte deste grupo, a colagenase, é produzido pelo hospedeiro e pelas bactérias. No hospedeiro, é sintetizada por fibroblastos, leucócitos polimorfonucleares, macrófagos e células epiteliais. Estas enzimas têm múltiplas funções: permitem que as células inflamatórias digiram as bactérias, melhoram a locomoção através do tecido conjuntivo e ajudam na remodelação dos tecidos. Por outro lado, na presença de inflamação, podem ser libertadas de forma descontrolada, resultando em auto-digestão e destruição dos tecidos. Quando comparados com locais saudáveis, são detectados níveis aumentados de colagenase em locais com gengivite e periodontite. Foi desenvolvido um novo teste de consultório para determinar os níveis de proteases neutras, denominado Periocheck (Advanced Clinical Technologies, Inez, Westwood, Moss). As tiras de papel de filtro são colocadas subgengivalmente durante 10 segundos; em seguida, as tiras são colocadas numa lâmina que contém um gel composto por colagénio corado. Esta lâmina é incubada durante 12 minutos e a quantidade de proteases é determinada através da avaliação da quantidade de corante absorvida pelas tiras de filtro do gel. A intensidade relativa é então lida numa tabela de cores. Este teste pode ter a capacidade de detetar a patose em curso ou de prever a atividade da doença; no entanto, ainda é necessário esclarecer se a quantidade de colagenase reflecte a atividade da doença ou apenas a profundidade da bolsa. Outros constituintes do fluido crevicular gengival que podem ser capazes de prever a atividade da doença são a beta-glucuronidase e a prostaglandina E. No entanto, estes componentes requerem uma análise laboratorial extensa. Por conseguinte, os testes para estes constituintes do fluido crevicular gengival têm de ser muito modificados antes de poderem ser integrados na prática diária. Outros kits de teste enzimático podem ser utilizados para identificar micróbios específicos, mas requerem culturas puras de organismos. Por conseguinte, seriam mais facilmente utilizados num laboratório do que num consultório. Do mesmo modo, as avaliações da atividade enzimática bacteriana para detetar infecções anaeróbias proteolíticas são atualmente orientadas para o laboratório. Aparentemente, as avaliações bioquímicas podem ter o potencial de prever a atividade da doença. No entanto, são ainda necessários testes exaustivos para correlacionar níveis bioquímicos específicos com períodos definidos de degradação[15] .

<u>FIG 44. Tiras de filtro inseridas subgengivalmente para recolher protease neutra:</u>

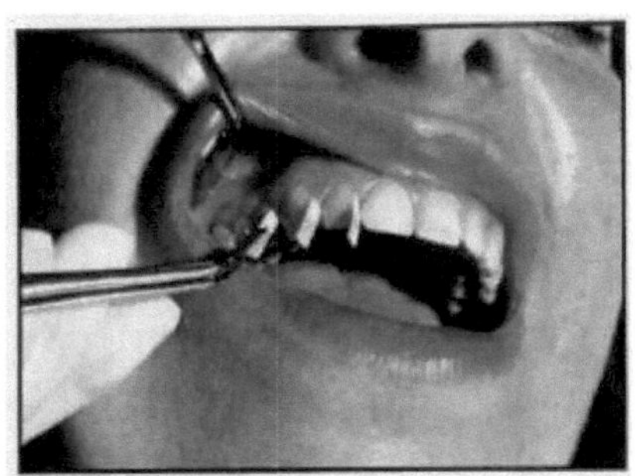

A maioria dos procedimentos/testes de diagnóstico em periodontia tem a limitação de não conseguir distinguir entre locais activos e inactivos num determinado momento, nem identificar os indivíduos susceptíveis. Para ultrapassar esta dificuldade, nos últimos anos têm sido desenvolvidos esforços concertados para estudar os componentes do FGC e do sangue ou soro (menos frequentemente). De facto, foram estudados mais de 40 componentes do FGC, que podem ser divididos em 3 grupos:

♦ Mediadores e produtos inflamatórios.

♦ Enzimas derivadas do hospedeiro

♦ Produtos de degradação dos tecidos

A avaliação da resposta do hospedeiro refere-se ao estudo de mediadores, por métodos imunológicos ou bioquímicos, que são reconhecidos como parte da resposta do indivíduo à infeção periodontal. Estes mediadores são especificamente identificados com a infeção, tais como anticorpos contra um suposto agente patogénico, ou a libertação local de produtos inflamatórios, enzimas derivadas do hospedeiro ou produtos de degradação dos tecidos. A compreensão da patologia da doença é fundamental para o desenvolvimento de abordagens para a identificação precoce da doença. A compreensão da base patológica da doença pode permitir o diagnóstico da lesão bioquímica antes de esta ter progredido para uma lesão clínica. A resposta do hospedeiro na doença periodontal envolve aspectos das respostas inflamatórias agudas, imunes humorais e imunes celulares[81,3] .

Os mediadores que representam cada um destes sistemas foram avaliados como testes de diagnóstico para a doença periodontalOs fluidos biológicos para análise destes mediadores devem, idealmente, ser recolhidos através de procedimentos não invasivos ou minimamente invasivos.

Um biomarcador ou marcador biológico, de acordo com a definição mais recente, é uma substância que é objetivamente medida e avaliada como um indicador de processos biológicos normais, processos patogénicos ou respostas farmacológicas a uma intervenção terapêutica (Biomarkers Definitions Working Group. Biomarkers and surrogate endpoints: preferred definitions and concetual framework. Clin Pharmacol Ther 2001)[6]

Muitos estudos têm demonstrado que a determinação dos níveis de mediadores inflamatórios nos fluidos biológicos é um bom indicador da atividade inflamatória. Assim, os estudos relacionados com a patogénese das doenças periodontais examinam geralmente se os marcadores bioquímicos e imunológicos na saliva ou no FGC podem refletir a extensão da destruição periodontal e possivelmente prever a progressão futura da doença. Devido à natureza não invasiva e simples da sua recolha, a análise da saliva e do FGC pode ser especialmente benéfica na determinação do estado periodontal atual e um meio de monitorizar a resposta ao tratamento[81]

QUADRO 20: A resposta do hospedeiro na doença periodontal: [81]

Aguda inflamação	Células	Leucócitos polimorfonucleares, mastócitos e plaquetas
	Mediadores	• Enzimas lisossomais (como a colagenase, a P-glucuronidase e a elastase de neutrófilos) • Componentes do complemento

		• Proteínas de fase aguda e inibidores de proteases Aminas vasoactivas • Metabolitos do ácido araquidónico (como a prostaglandina E2 e o leucotrieno B)
Imunidade humoral	Células	Linfócitos B, que dão origem a células plasmáticas
	Mediadores	5 isótipos de anticorpos (IgG, IgM, IgA, IgD e IgE)
Celular imunidade	Células	Linfócitos T Monócitos/macrófagos
	Mediadores	Interleucinas/citocinas (como IL-la, IL-1P, IL-6, IL-8 e fator de necrose tumoral a)

FLUIDO CREVICULAR GENGIVAL:

O fluido crevicular gengival (GCF) é um meio cómodo, não invasivo e eficiente de recolher biomarcadores de inflamação e reabsorção óssea na cavidade oral. O GCF representa componentes do soro sobrepostos com produtos de fenómenos fisiológicos locais, como a destruição do tecido conjuntivo e a perda óssea, e pode ter valor diagnóstico.

Enquanto as amostras individuais de FGC têm a possibilidade de descrever os eventos inflamatórios que ocorrem nesse local, as amostras agrupadas de um pequeno número de locais podem caraterizar uma vulnerabilidade mais ampla da periodontite do doente e permitir uma avaliação periódica durante o tratamento ou manutenção periodontal[82]

SALIVA:

"Saliva" é um termo genérico. A amostra de fluido pode ser considerada como saliva total, e a saliva também pode ser recolhida das glândulas salivares específicas - parótida, submandibular e sublingual, bem como das glândulas salivares menores (Man-del &Wotman 1976, Fox 1989)A saliva total consiste numa mistura de fluidos orais, e inclui secreções das glândulas salivares maiores e menores, para além de constituintes de origem não salivar derivados do FGC, secreções brônquicas expectoradas, soro e células sanguíneas de feridas orais, bem como bactérias e produtos bacterianos, vírus e fungos, células epiteliais descamadas e restos alimentares (Mandel &Wotman 1976, Sreebny 1989, Grupo de Trabalho FDI 10, Core 1992)[83]

A saliva é um fluido que pode ser facilmente recolhido, contém marcadores de doença periodontal de origem local e sistémica e, por conseguinte, pode oferecer a base para um teste de diagnóstico específico do doente para a periodontite[83] .

Além disso, a análise da saliva pode oferecer uma abordagem económica para a avaliação da doença periodontal em grandes populações. Tanto a saliva total como a saliva específica da glândula podem ser recolhidas com ou sem estimulação gustativa.

Enzimas	Imunoglobulinas Proteínas	PhenotypicHost marcadorescélulaslões Hormona	Volátil Compostos de bactérias
a-glucosidasc	IgAcistatinas	leucócitos epiteliais cálcio cortisol queratinas	1 *actinomiceto-* hidrogénio sulifde *comiluns*
fosfatase alcalina	Fator de crescimento epidérmico	(PMNs)	*B. (* orsihusmethylmercaptan
aminopeptidases //-	IgG		micoplasmaspicolinas
galactosidase //-glucosidase	IgMfibronectina		*P.* gingivalispiridina
//-glucuronidase	slgAlactoferrina		*P. intermedia*
caprilato esteraselipase	fator de ativação plaquetária fator		*P. micros*
colagenase elastase	de crescimento endotelial vascular		*P. nigrescent*
esterase gelatinase			*C reciiis*
calicreína cininase lisozima			*T denlicola*
mieloperoxidase tripsina			

TABELA 21:Possíveis marcadores salivares para o diagnóstico periodontal

MARCADORES INFLAMATÓRIOS E IMUNITÁRIOS:
IMUNOGLOBULINA:

As imunoglobulinas (Ig) são importantes factores de defesa específicos da saliva. Das diferentes classes de imunoglobulinas, as IgA, IgG e IgM influenciam a microbiota oral interferindo com a aderência das bactérias ou inibindo o metabolismo bacteriano, sendo a IgA a imunoglobulina predominante neste domínio. Pacientes com doença periodontal demonstraram ter concentrações salivares mais elevadas de IgA, IgG e IgM específicas para agentes patogénicos periodontais em comparação com pacientes saudáveis. Para além disso, os níveis destas imunoglobulinas na saliva são muito reduzidos após o tratamento periodontal. Consequentemente, o rastreio da saliva, especialmente para IgA, foi previamente discutido como uma técnica útil e não invasiva para identificar indivíduos com potencial para desenvolver doença periodontal ou aqueles que estão atualmente a responder a uma infeção periodontopatogénica[84] .

O soro fornece a maior contribuição para as imunoglobulinas do FGC (Challacombe et al, 1978), onde os níveis de IgA, IgG e IgM são semelhantes em ambos os fluidos (Brandtzaeg, 1965). O conteúdo de IgG desempenha um papel importante na defesa do hospedeiro na cavidade oral e pode fornecer um meio de identificar diferentes formas de doenças periodontais. A periodontite juvenil (agressiva) tem sido classicamente associada a níveis séricos elevados de anticorpos anti-A actinomycetemcomitans (Ebersoleef al, 1982). Mais recentemente, níveis aumentados deste anticorpo, juntamente com IgG sérica, para P. gingivalis estavam presentes na periodontite juvenil, do adulto jovem e do adulto. O trabalho de Reinhardt et al (1989) mostrou níveis mais elevados de IgG, IgGlm e IgG4 no FGC de locais activos em comparação com locais estáveis ou saudáveis. Embora existam problemas com a especificidade dos anticorpos monoclonais para estas Ig, a alteração na IgG4 correlaciona-se extremamente bem com a doença ativa. Ebersole et al (1985) mediram a IgG sérica após o alisamento radicular e a destartarização e mostraram uma elevação rápida que regressou aos níveis anteriores ao tratamento após um período detime 83, 3.

<u>COMPLEMENTO:</u>

Foi estudado um sistema de complemento funcional no FGC que incorpora tanto as vias clássicas como as vias alternativas. A ativação total (clássica e alternativa) pode ser avaliada pela conversão de C3 e foi <u>estudada no FGC através de um modelo experimental de gengivite.</u> <u>Patters </u>et al (1985) encontraram níveis de conversão mais elevados na gengivite do que nos tecidos normais. Em estudos posteriores, Patters et al. (1989) mediram o C3c, um produto de clivagem do C3, no FGC de pacientes após um tratamento extensivo de destartarização e alisamento radicular. A diminuição dos índices clínicos durante a reparação foi acompanhada por uma diminuição da conversão deC3emC3c 3,84

<u>CITOCINAS:</u>

As citocinas são melhor descritas como mensageiros célula-a-célula ou harmonas locais. As citocinas são potentes mediadores locais da inflamação que são produzidos por uma variedade de células. As citocinas que estão presentes no FGC e que foram investigadas como potenciais marcadores de diagnóstico incluem o fator de necrose tumoral alfa (TNF-a), a interleucina-1a (IL-1a), a interleucina-ie (IL-1e)128 , a interleucina-6 (IL-6) e a interleucina-8 (IL-8). A IL-1, a IL-6 e o TNF-a são citocinas produzidas por uma variedade de células em locais inflamados. São moléculas imuno-reguladoras potentes com uma variedade de efeitos biológicos, incluindo a estimulação da metaloproteinase e a reabsorção óssea; por conseguinte, parecem ser boas candidatas a marcadores da progressão da doença. Estudos transversais demonstraram uma boa correlação com o estado e a gravidade da doença, mas não com a sua progressão.

Foram observados aumentos significativos nos níveis salivares de IL-1b e TNFa em pacientes com doença periodontal ativa em comparação com controlos saudáveis[3] .

PROSTAGLANDINAS:

A prostaglandina E2 é formada como resultado do metabolismo do ácido araquidónico através da via da ciclo-oxigenase. É um potente mediador da inflamação e da reabsorção óssea. Em casos de destruição periodontal ativa, o nível de PGE2 do FGC aumenta drasticamente. Na gengivite natural, há um aumento moderado do nível de PGE2 no FGC para cerca de 32 ng/ml e mais elevado (cerca de 53ng/ml) na gengivite experimental. Offenbacher et al (1986) propuseram que os níveis de PGE2 do FGC poderiam ser preditivos da atividade da doença periodontal. Verificou-se que níveis superiores a 66 ng/ml eram preditivos de uma maior perda de inserção e este valor foi utilizado como valor de corte para testes de rastreio[3] .

ENZIMAS DERIVADAS DO HOSPEDEIRO:

São libertadas várias enzimas das células do hospedeiro durante o início e a progressão da doença periodontal. Algumas destas enzimas são libertadas a partir de células mortas e moribundas do periodonto, enquanto outras provêm de PMN e outras são produzidas por células inflamatórias, epiteliais e C.T. nos locais afectados.

As enzimas que têm recebido mais atenção como possíveis marcadores de destruição periodontal ativa são

Enzimas proteolíticas

> colagenase,

> catepsinas,

> elastase
> Triptase
> Dipeptidilpeptidases
Enzimas hidrolíticas
> Arylsulfatase.
> в-glucuronidase,
> fosfatase alcalina,
> Fosfatase ácida
> MMP,
> Lisozima
> Lactoferrina
COLAGENASE E METALO-PROTEINASE RELACIONADA:
são enumerados a seguir,
Metaloproteinases de matriz
Gelatinase (MMP-9)
Colagenase
Proteinases de cisteína
Proteinases de aspartato
Serina Proteinases
Elastase
Triptase:
Dipeptidase II E IV
B-Glucuronidase e Aryl Sulphatase
Fosfatase alcalina
Mieloperoxidase
Lisozima
Lactoferrina
Enzimas libertadas por células mortas (Enzimas citosólicas)
- Aspartato Aminotransferase (AST)
■ Periogard.
■ Relógio de bolso:
• Lactato desidrogenase (LDH)
• Produtos de degradação de tecidos (marcadores de degradação do tecido conjuntivo)
■ Tecido conjuntivo
■ Colagénio i,iii,v

- Proteoglicanos
- Hialurão
- Fibronectina

Membrana basal

- Colagénio IV
- Laminina

Produtos de decomposição destas macromoléculas

- Hidroxiprolina
- Ligações cruzadas de colagénio
- N-propeptídeo
- Glicosaminoglicanos
- Sulfato de heparina
- Sulfato de condroitina -4
- Sulfato de condroitina -6

Colagénio e Metabolitos do Colagénio

Fibronectina

Glicosamino Glicanos

Reabsorção óssea

Osteonectina

- Fosfoproteína óssea
- Osteocalcina
- Colagénio 1
- Telopeptídeos do colagénio de tipo I
- Proteoglicanos

Apesar de existirem muitos marcadores potenciais para a atividade e progressão da doença periodontal, há muitas características que ainda dificultam a capacidade de os utilizar como testes de diagnóstico de utilidade comprovada. Continua a faltar um "padrão de ouro" comprovado para a progressão da doença, pelo que a correlação destes potenciais marcadores com a perda de inserção clínica comprovada pode ser um potencial fator de confusão em qualquer teste proposto.

8. REVISÃO DA LITERATURA:

Bragger et al, no ano de 1987, realizaram um estudo com o objetivo de testar o sistema de análise de imagem densitométrica assistida por computador (CADIA) baseado em vídeo para quantificar as alterações da densidade óssea alveolar em radiografias dentárias padronizadas. A comparação da capacidade do CADIA para detetar a perda óssea induzida cirurgicamente com a interpretação de imagens de subtração digital e a interpretação radiográfica convencional revelou que o CADIA era o método mais sensível, seguido da interpretação de imagens de subtração digital, que era consideravelmente mais sensível do que a interpretação radiográfica convencional. O CADIA foi capaz de avaliar diferenças nas alterações ósseas alveolares devidas à cirurgia periodontal entre locais expostos a ostectomia/osteoplastia e locais de controlo e locais expostos a cirurgia periodontal sem ostectomia/osteoplastia. Concluiu-se que o sistema oferece um método objetivo para acompanhar quantitativamente as alterações da densidade do osso alveolar ao longo do tempo e parece ser a mais sensível das técnicas de interpretação radiográfica previamente descritas[64].

Foi efectuado um estudo por Haffajee AD. Socransky SS, Smith C. e Dihart S em 1992, utilizando sondas de ADN com o objetivo de determinar a distribuição de espécies subgengivais seleccionadas, incluindo Actinobacillus actinomycetemcomitans (serotipos a e b). Bacteroides gingivalis,

Bacteroides intermedius, Bacieroides forsythus, Fusobacterium nucleatum SS. vincentii, Peptostreptococcus micros, Streptococcus intermedius, Wolinella reta, Veillonclia parvula. Streptococcus sanguis I e II. e Capnocytophaga ochracea. Verificou-se que, em geral, os agentes patogénicos suspeitos eram ligeiramente superiores nos indivíduos com doença localizada[54].

Em 1992, Marione Jeffcoat apresentou um trabalho de revisão das técnicas radiográficas para a avaliação da progressão da doença periodontal, apresentando os pontos fortes e fracos de cada método e dando especial ênfase à radiografia de subtração digital. Outro objetivo era apresentar dados de um estudo recente que comparava a capacidade da radiografia de subtração digital e da sondagem automatizada do nível de inserção para detetar os mesmos locais activos. Os resultados indicaram que, quando estes dois métodos sensíveis para a avaliação da Periodontite progressiva foram utilizados, houve concordância entre a presença ou ausência de perda de inserção à sondagem e a perda óssea em 82,1% dos locais. O objetivo final deste trabalho foi apresentar direcções futuras para a análise quantitativa de imagens radiográficas digitais[56].

Embery e Waddington, em 1994, salientaram no seu artigo de revisão que o potencial conjunto de biomarcadores presentes no <u>fluido crevicular</u> gengival <u>e que podem estar relacionados com</u> regiões <u>de tecido existentes ou previstas</u> que sofrem alterações metabólicas e derivam de produtos bacterianos ou derivados de células hospedeiras, entre os quais se podem incluir endotoxinas, aminas, butirato e uma variedade de enzimas e seus inibidores, tais como proteases do tipo tripsina e colagenase bacteriana. A partir das células hospedeiras, existe uma variedade de enzimas hidrolases leucocíticas, lactoferrina e lisozima. Estes parecem ser marcadores inflamatórios úteis e podem ser distinguidos dos produtos de degradação do tecido conjuntivo, que incluem produtos colagénicos e não colagénicos, incluindo péptidos de colagénio, osteonectina e fibronectina. Os proteoglicanos têm sido particularmente favorecidos como biomarcadores de uma possível atividade de reabsorção óssea. Esta revisão listou a informação disponível sobre a presença destes no fluido do sulco gengival e, sempre que possível, relaciona a sua presença com a atividade da doença[84].

Um artigo de revisão de Jeffcoat et.al, em 1995, explicou os aspectos da utilização da radiografia em periodontologia e implantologia. Especificamente, é discutida a avaliação longitudinal do suporte ósseo periodontal e peri-implantar e são apresentados os métodos clínicos e de investigação mais avançados. A utilização da radiologia para avaliar o osso no local recetor do implante também é discutida. A imagiologia digital está a ser amplamente utilizada em centros de investigação clínica para avaliar os efeitos do tratamento e como um método para estudar a progressão da doença periodontal. A flexibilidade da informação digital, que permite a correção de variações no contraste, o armazenamento em computador e as técnicas de medição avançadas, conduzirá a uma utilização mais ampla na periodontia clínica no futuro.

A maioria dos fabricantes de implantes utiliza atualmente métodos de medição digital para avaliar longitudinalmente o sucesso ou insucesso dos implantes ao longo do tempo. Estas técnicas de medição de implantes são uma extensão dos métodos utilizados para avaliar a progressão periodontal do suporte ósseo alveolar à volta dos dentes[58].

Um estudo foi concebido por Snyder, Ryerson, Coronaet.al, em 1996, para fornecer uma validação inicial do desempenho analítico de um imunoensaio baseado em membrana como método de identificação de bactérias periodontais seleccionadas.

Os objectivos do estudo foram:

1) Avaliar a sensibilidade analítica e a especificidade do teste para a deteção de A. actinomycetemcomitans, P. gingivalis e P. intermedia e

2) Verificar a capacidade dos profissionais de medicina dentária para processar amostras bacterianas de forma reprodutível e exacta com o teste.

Os resultados indicaram que este imunoensaio de membrana é um método válido e fácil de utilizar para a deteção de A. actinomycetemcomitans, P. gingivalis e P. intermedia na placa subgengival, a níveis superiores ao limiar de deteção do teste[85].

Em 1997, Arthur F. Hefti apresentou um artigo de revisão para resumir vários aspectos da sondagem periodontal. Em primeiro lugar, a história das sondas periodontais foi brevemente recordada, e as invenções interessantes e significativas do passado e do presente foram enfatizadas. Foram identificados vários factores moduladores da penetração da ponta da sonda, sendo os mais importantes a força de sondagem, o desenho da sonda, a angulação da sonda, a profundidade da bolsa e o grau de inflamação. Em segundo lugar, nas últimas duas décadas, foram desenvolvidas duas gerações de novas sondas periodontais. Estas permitem o controlo das forças de sondagem e uma maior precisão do instrumento. A captação eletrónica de dados praticamente elimina os erros de transcrição de dados. Em terceiro lugar, na última década, foram desenvolvidos métodos estatísticos para melhorar a estrutura dos dados, a deteção da progressão da doença e a modelação da doença[86].

Um estudo de revisão foi efectuado por Kaufman & Lamster em 2000 para examinar os constituintes salivares como potenciais testes de diagnóstico da doença periodontal. Foi explicado que vários marcadores são promissores como medidas sensíveis da doença e da eficácia da terapia. Atualmente, as enzimas derivadas do hospedeiro e outros mediadores inflamatórios com origem na fenda gengival parecem ser os mais promissores como testes de diagnóstico salivar para a doença periodontal.

Além disso, a análise da saliva pode oferecer uma abordagem económica para a avaliação da doença periodontal em grandes populações[79].

Um estudo prospetivo realizado por Nair et em 2001 para explorar o potencial da Tomografia Computorizada de Abertura Sintonizada (TACT). Oitenta defeitos em 20 mandíbulas de coelho, que receberam aleatoriamente uma suspensão de osteoblastos ou uma matriz de polímero ou uma combinação dos mesmos ou nenhum tratamento, foram visualizados às 3, 6, 9 e 12 semanas após a cirurgia. Foram avaliados cortes TACT, TACT restaurado iterativamente e radiografias digitais convencionais. A distribuição do valor médio de cinzento nas regiões de interesse foi correlacionada com os dados histo-morfométricos. As lesões tratadas com sistemas de entrega de osteoblastos/matriz de polímero demonstraram o valor médio de cinzento mais elevado, enquanto a eficácia de diagnóstico do TACT-IR foi significativamente melhor do que a de outras modalidades de imagem ($p < 0,001$). Assim, concluiu-se que o TACT é uma modalidade de imagem precisa para a quantificação não destrutiva da dinâmica óssea[65].

Foi realizado um estudo por Tsiolis et.al, em 2002, com o objetivo de investigar imagens de ultra-sons de alta frequência para avaliação periodontal. Foi utilizado um scanner ultrassónico recentemente desenvolvido com uma frequência de 20 MHz. Os resultados revelaram que a ultrassonografia fornece uma técnica altamente precisa e repetível para a avaliação periodontal neste modelo. Concluiu-se que, utilizando a ultrassonografia, foi possível obter <u>imagens das principais estruturas periodontais. As</u> medições <u>por ultrassom</u> mostraram melhor repetibilidade do que qualquer um dos outros dois métodos (coeficiente de repetibilidade: 0,44 mm para ultrassom, 0,93 mm para sondagem transgengival e 0,6 mm para medições diretas). Além disso, o ultrassom estava em melhor concordância com as medidas de sondagem direta e aberta (0,00470,58 mm) do que a sondagem transgengival com medidas diretas (070,7 mm). A ultrassonografia fornece uma técnica altamente precisa e repetível para a avaliação periodontal neste modelo[87] .

Foi realizado um estudo por AN Van Daatselaar et.al, em 2003, com o objetivo de provar a viabilidade de um sistema de TC local como um método de TC adequado para utilização em medicina dentária. Foram obtidos cortes horizontais e verticais através da mandíbula, mostrando a estrutura interna de um molar e o osso circundante. Os cortes apresentam bom contraste e pormenores. Uma experiência em computador forneceu provas visuais de que os cortes obtidos por TC local não são substancialmente diferentes dos cortes obtidos a partir de uma configuração de TC completa no que respeita à resolução. Com base nos resultados obtidos até à data, a TC local de estruturas dentárias parece ser um instrumento de diagnóstico promissor[69] .

Foi efectuado um estudo por Hui Zhou et.al, em 2004, para avaliar a relação entre os compostos de enxofre voláteis (VSC) e o estado de saúde gengival e para monitorizar as alterações nos VSC na gengivite precoce induzida pela placa dentária. Utilizando um modelo experimental de gengivite, <u>doze indivíduos com idades compreendidas entre os 19 e os 28 anos, com um</u> estado <u>gengival saudável</u>, abstiveram-se de escovar e usar fio dental numa metade da arcada mandibular selecionada aleatoriamente durante duas semanas. No início e durante seis consultas subsequentes, a inflamação gengival (GI), a hemorragia à sondagem (BOP) e os níveis de sulfureto (SUL) foram medidos utilizando o Índice Gengival e o Sistema Diamond Probe/Perio 2000. Os resultados indicaram que o SUL foi o primeiro parâmetro periodontal a mostrar uma diferença significativa entre os lados. Os SUL foram significativamente mais elevados no lado NB em 4 dos 6 intervalos de recolha de dados; por conseguinte, os SUL podem estar associados ao início e à progressão da gengivite precoce induzida pela placa bacteriana. O SUL foi o primeiro parâmetro periodontal a mostrar uma diferença significativa entre os lados[80] .

Um estudo efectuado por Sanz et.al, em 2004, para avaliar criticamente toda a informação científica sobre as técnicas de diagnóstico microbiano atualmente disponíveis, com vista à identificação e quantificação de Aa,

Pg e Tf. No entanto, o advento de novos diagnósticos microbianos, baseados sobretudo em tecnologias imunitárias e moleculares, não só evidenciou algumas das insuficiências das técnicas culturais, como também permitiu a sua introdução como instrumentos de diagnóstico adjuvantes fáceis e disponíveis para utilização na investigação e prática clínicas. Estas tecnologias, principalmente a reação em cadeia da polimerase (PCR), representam um campo de desenvolvimento contínuo; no entanto, ainda não dispomos do diagnóstico ideal para estudar a microflora subgengival. A PCR qualitativa continua a ser prejudicada pela informação limitada fornecida. A PCR quantitativa ainda está em desenvolvimento; no entanto, os primeiros resultados promissores registados ainda são prejudicados pelo elevado custo e pelo equipamento necessário para o processamento. Concluiu-se que a tecnologia de PCR quantitativa pode ter um papel importante num futuro próximo como ferramenta de diagnóstico adjuvante em estudos epidemiológicos e clínicos em periodontologia. No entanto, as técnicas de cultura ainda possuem algumas capacidades inerentes, o que faz desta ferramenta de diagnóstico o atual padrão de referência em microbiologia periodontal[77] .

Em 2006, Nair e Bezik realizaram um estudo para comparar a eficácia de diagnóstico da tomografia computorizada de abertura sintonizada (TACT) e da radiografia digital direta bidimensional convencional (DDR) num ambiente in vitro. Nove imagens DDR foram utilizadas para gerar cortes TACT que foram posteriormente TACT-IR teve um desempenho significativamente melhor do que DDR. Verificou-se uma diferença significativa na exatidão do diagnóstico com base nos observadores (P<0,001). O TACT-IR parece ser a modalidade de imagem de eleição para a deteção de pequenas alterações ósseas na crista óssea em locais da região média vestibular/lingual[88] .

Bian et.al, em 2008, explicaram que os ultra-sons oferecem um grande potencial para o desenvolvimento de uma ferramenta de avaliação periodontal não invasiva que proporcionaria um grande rendimento de informação em tempo real, relativamente a características clínicas como a profundidade da bolsa, o nível de fixação, a espessura dos tecidos, a alteração histológica, o cálculo, a morfologia óssea, bem como a avaliação da estrutura dentária para detetar fissuras. Em termos terapêuticos, a instrumentação ultra-sónica é comprovadamente eficaz e eficiente no tratamento da doença periodontal. A aplicação diagnóstica dos ultra-sons de mega Hertz inclui a utilização da ultrassonografia para a avaliação dimensional das estruturas periodontais. A vantagem de utilizar avaliações não invasivas sem radiações ionizantes pode levar a aplicações na avaliação da cicatrização de tecidos moles e duros após cirurgia periodontal (regenerativa, mucogengival ou cirurgia de implantes), bem como para avaliação clínica e planeamento do tratamento antes da colocação de implantes. Na terapêutica, a instrumentação ultra-sónica é comprovadamente eficaz e eficiente no tratamento da doença periodontal. Quando utilizado corretamente, o ultrassom é suave para os tecidos moles, requer menos tempo de cicatrização e é menos cansativo para o operador[73].

Ghorayeb et.al, apresentou um artigo em 2008 que reviu as aplicações de diagnóstico dos ultra-sons na medicina dentária, ou ultrassonografia dentária, começando com o trabalho pioneiro dos anos 60 até às linhas de investigação actuais. Concluiu-se que a maioria dos métodos ainda não está pronta para a utilização clínica de rotina e que continua a haver muitas oportunidades para a ultrassonografia de diagnóstico ter um impacto significativo na prática da medicina dentária. Os ultra-sons e a tecnologia informática associada continuam a diminuir em tamanho e custo, podendo surgir muitas novas oportunidades para os ultra-sons de diagnóstico na medicina dentária. O custo dos instrumentos é talvez o obstáculo mais difícil, dadas as grandes diferenças económicas entre um pequeno consultório dentário e um grande consultório médico ou hospital. No entanto, uma barreira quase tão grave é a falta de familiaridade com a imagiologia por ultra-sons em medicina dentária, mas os avanços na capacidade de computação e o desenvolvimento de algoritmos de inteligência artificial estreitamente adaptados permitirão, eventualmente, que os instrumentos de ultra-sons dentários façam uma interpretação automática através da análise da forma de onda de RF e/ou do processamento de imagens em modo B[74].

Um estudo foi realizado por Barendregt et.al, em 2009, com o objetivo de testar a exatidão e a precisão com que a junção cemento-esmalte (JCE) pode ser avaliada utilizando três sondas periodontais disponíveis no mercado com diferentes terminações de ponta, tanto em dentes decíduos como em dentes permanentes. A diferença média entre a avaliação microscópica e as medições médias da sonda clínica em dentes permanentes foi de 0,05 mm com a Merritt-B, 0,11 mm para a CPITN e 0,19 mm com a sonda TPS. Nos dentes decíduos, as diferenças foram de 0,02, 0,35 e 0,63 mm, respetivamente. Tanto nos dentes permanentes quanto nos decíduos, apenas o Merritt-B não diferiu da avaliação microscópica. Assim, concluiu-se que o uso do

A sonda Meritt-B ofereceu a localização mais exacta da JCE tanto nos dentes permanentes como nos decíduos[89] .

Um estudo de revisão efectuado por EF Corbet et.al, em 2009, explicou que uma variedade de exposições radiográficas ajuda no desenvolvimento de planos de tratamento periodontal. Este "rendimento terapêutico" pode ser alcançado através de radiografias orais panorâmicas complementadas por vistas intra-orais selectivas. As abordagens de imagiologia mais recentes, como a tomografia computorizada de feixe cónico (volume digital), podem vir a mostrar alguma utilidade, mas a experiência tem demonstrado que a radiografia de subtração digital continuará provavelmente a ser uma ferramenta de investigação sem grande aplicação clínica. A perda de precisão das radiografias orais panorâmicas em comparação com as radiografias periapicais na representação de defeitos ósseos alveolares pode ter pouco impacto nas decisões de planeamento do tratamento, se essas decisões forem necessárias em última análise no momento da terapia periodontal cirúrgica com retalho aberto (acesso), como a incorporação de abordagens regenerativas. As radiografias digitais e digitalizadas permitem a utilização de abordagens de análise e medição de imagens, mas desconhece-se atualmente a sua utilidade. A radiografia de subtração digital continuará provavelmente a ser uma ferramenta de investigação[90] .

Liu et.al, em 2009, realizaram um estudo com o objetivo de avaliar a capacidade da espetroscopia ótica para determinar simultaneamente vários <u>índices inflamatórios (oxigenação dos tecidos, hemoglobina total dos tecidos,</u> desoxihemoglobina, hemoglobina oxigenada e edema dos tecidos) nos tecidos periodontais in vivo. Este estudo estabeleceu que a espetroscopia ótica pode determinar simultaneamente múltiplos índices inflamatórios diretamente nos tecidos periodontais in vivo. A espetroscopia de infravermelho próximo-visível tem potencial para se tornar um teste de diagnóstico e prognóstico simples, sem reagentes, de fácil utilização, realizado em consultório e específico para a periodontite.[91]

Um estudo de revisão realizado por T Sorsa et.al, em 2009, tem como objetivo comparar quatro métodos de deteção da metaloproteinase da matriz (MMP) - 8 do fluido crevicular gengival (GCF). Foi explicado que o ensaio imunofluorométrico e o dento-Analyzer podem detetar MMP-8 a partir de amostras de GCF e que estes métodos são comparáveis. A correlação entre os resultados do IFMA e do dento-Analyzer calculada com o coeficiente de correlação de Spearman foi de 0,95 (P = 0,01). Os resultados do teste de imersão em cadeira estavam bem de acordo com estes ensaios. Os locais de periodontite com características instáveis foram diferenciados com estes métodos. Os resultados do teste ELISA da Amersham não estavam em conformidade com os resultados dos outros métodos. O ensaio imunofluorométrico e o dentoAnalyzer podem detetar a MMP-8 a partir de amostras de FGC e estes métodos são comparáveis. Utilizando o Western immunoblot, confirmou-se que o IFMA e o dentoAnalyzer podem detetar espécies activadas de MMP-8 de 55 kDa, especialmente nos FGC afectados pela periodontite. O DentoAnalyzer é um dos primeiros dispositivos de teste quantitativo de MMP-8 em cadeira para diagnóstico e investigação periodontal e periimplantar[92] .

Zhang et.al, em 2009, explicou no seu artigo de revisão que, como tecnologia não invasiva, os métodos de diagnóstico da saliva são altamente atractivos. Os biomarcadores salivares, quer sejam produzidos por indivíduos saudáveis ou por indivíduos afectados por doenças específicas, são moléculas sentinela que podem ser utilizadas para escrutinar a saúde e efetuar a vigilância de doenças[93] .

Numa revisão efectuada por Ramachandra et.al, em 2010, foi explicado que a bolsa periodontal, um dos sinais definitivos da doença periodontal, é o parâmetro mais comum a ser avaliado pelos clínicos dentários. As sondas periodontais têm sido os instrumentos mais utilizados para localizar e medir estas bolsas. A utilização regular de sondas periodontais na prática dentária de rotina facilita e aumenta a precisão do diagnóstico, da formulação do tratamento e da previsão do resultado da terapia. Os avanços no campo da sondagem periodontal levaram ao desenvolvimento de sondas que podem ajudar a reduzir os erros na determinação deste parâmetro utilizado para definir o estado da doença periodontal ativa. Um desses avanços é o aparecimento de sondas que supostamente avaliam a atividade da doença periodontal de forma não invasiva. A seleção de uma sonda periodontal depende do tipo de prática dentária: um médico dentista generalista necessitaria de sondas de primeira ou segunda geração, enquanto as instituições académicas, os investigadores e os especialistas utilizam geralmente sondas de terceira e quarta geração.

Num artigo de revisão de Swarna Chakrapani, K em 2013, foi explicado que a imagiologia constitui um componente integral do diagnóstico de doenças dentárias e, em particular, de doenças periodontais. Até à data, as técnicas radiográficas intra-orais são os principais meios de diagnóstico não invasivos para a deteção e avaliação de alterações internas nos tecidos periodontais mineralizados, como o osso alveolar. Estas técnicas radiográficas analógicas sofrem de limitações inerentes como: Projeção bidimensional, ampliação, distorção, sobreposição e deturpação de estruturas anatómicas. A evolução de novas modalidades de imagiologia, nomeadamente a tomografia computorizada de feixe cónico e a TC de abertura sintonizada, permitiu aos investigadores dentários visualizar o periodonto a três dimensões. Este facto melhora a interpretação das alterações estruturais e biofísicas, assegura avaliações densitométricas das estruturas dentoalveolares, incluindo variações na densidade do osso alveolar, e a cicatrização óssea peri-implantar com maior precisão. Esta revisão detalhada, que destaca os conceitos actuais de vanguarda, prevê uma vasta gama de modalidades de imagiologia que abrem caminho a uma melhor compreensão e intervenção precoce das doenças periodontais[71] .

Xiang et.al, em 2014, apresentaram um artigo de revisão com o objetivo de resumir algumas das novas abordagens de diagnóstico emergentes, nomeadamente, a espetroscopia de infravermelhos, a tomografia de coerência ótica (OCT) e os ultra-sons. A história e as características atractivas destas novas abordagens são brevemente ilustradas, e as invenções interessantes e significativas relacionadas com aplicações dentárias são discutidas. Estes métodos reflectem uma avaliação completamente diferente da inflamação periodontal, se clinicamente validados, estes métodos poderiam substituir os exames clínicos tradicionais para o diagnóstico da periodontite ou, pelo menos, servir como ferramentas de diagnóstico complementares atractivas. No entanto, o potencial destas técnicas deve ser interpretado com mais cautela, dado o carácter multifatorial da doença periodontal. Para além destas novas ferramentas no domínio das doenças inflamatórias periodontais, são brevemente mencionadas outras modalidades alternativas, como as abordagens microbiológicas e genéticas.

Vishakha Grover apresentou, em 2014, um artigo com o objetivo de se centrar na utilidade prática desta pletora rapidamente emergente de ferramentas de diagnóstico periodontal, enfatizando as questões críticas que envolvem a aplicação clínica de investigações microbiológicas e bioquímicas, utilizadas para o diagnóstico periodontal. Foi explicado que o objetivo de um teste de diagnóstico é confirmar, excluir, classificar ou monitorizar a doença para orientar o tratamento. O seu valor clínico depende do facto de a informação que fornecem conduzir a melhores resultados para o doente. Isto pode ser avaliado através de ensaios aleatórios, que comparam os resultados dos doentes com o novo teste de diagnóstico versus a antiga estratégia de teste. Uma vez que não são obrigatórios para a aprovação da comercialização, estes ensaios nem sempre são viáveis devido à necessidade de amostras de grandes dimensões. Assim, muitos testes de diagnóstico entram na prática clínica sem serem objeto de uma análise crítica para detetar quaisquer benefícios adicionais. Um diagnóstico eficaz é tão essencial como a seleção de tratamentos eficazes para o sucesso da terapia periodontal[71].

Num artigo de revisão da Dr.ª Rasila Sainu J, em 2016, foi explicado que a radiografia tem sido uma ajuda valiosa no diagnóstico da doença periodontal e na avaliação dos efeitos do tratamento. A técnica de aquisição e processamento de imagens com base em computador aumenta agora a importância da radiografia no diagnóstico periodontal. As radiografias podem fornecer informações essenciais para o diagnóstico e o planeamento do tratamento e podem também servir como informação de base para a avaliação dos resultados do tratamento. As ajudas radiográficas tradicionais são inadequadas para determinar os locais que apresentam uma destruição ativa dos tecidos e monitorizar a resposta à terapia, bem como para medir a suscetibilidade a uma futura rutura periodontal. Foram desenvolvidas várias modalidades para ultrapassar estas limitações, técnicas de diagnóstico gráfico utilizadas em periodontia[95].

Um artigo foi apresentado por Agrawal et.al, em 2016, com o <u>objetivo de resumir algumas das novas</u> abordagens <u>de diagnóstico emergentes</u>, nomeadamente: a sonda ultra-sónica; a tomografia computorizada de feixe cónico; a tomografia de coerência ótica; a espetroscopia ótica e a análise do proteoma. Estas novas ferramentas de diagnóstico complementam-se mutuamente e, juntamente com o exame clínico e radiográfico convencional, são susceptíveis de fornecer métodos mais precisos de diagnóstico da periodontite. No entanto, estas técnicas ainda têm de ser validadas clinicamente e o seu potencial interpretado. Conclusões: Para o clínico, o planeamento da terapia é provavelmente o passo mais crítico e difícil no tratamento de pacientes com doença periodontal. Um novo paradigma para o diagnóstico periodontal irá certamente aumentar a compreensão das doenças periodontais, o que poderá eventualmente otimizar a previsibilidade do tratamento e melhorar a gestão clínica dos pacientes com doença periodontal[68].

Um estudo de revisão realizado por Giannobile et.al, em 2017, explicou que, em periodontia e implantologia, os critérios clínicos tradicionais são frequentemente insuficientes para determinar os locais de doença ativa, para monitorizar quantitativamente a resposta à terapia ou para medir o grau de suscetibilidade à futura progressão da doença. A saliva, como espelho da saúde oral e sistémica, é uma fonte valiosa de informação clinicamente relevante, uma vez que contém biomarcadores específicos para os aspectos fisiológicos únicos da doença periodontal/periimplantar, e as alterações qualitativas na composição destes biomarcadores podem ter valor de diagnóstico, identificando pacientes com maior suscetibilidade à doença, identificando locais com doença ativa, prevendo locais que terão doença ativa no futuro e/ou servindo como pontos finais substitutos para monitorizar a eficácia da terapêutica. Embora o valor de diagnóstico da saliva tenha sido reconhecido há algum tempo e tenham sido identificados potenciais biomarcadores de doença periodontal/peri-implantar na saliva, a maior parte do trabalho realizado até à data não conseguiu fornecer ajudas fiáveis ao clínico. No entanto, a disponibilidade de técnicas analíticas mais sofisticadas é motivo de otimismo, pois a saliva acabará por se tornar a ferramenta necessária para um planeamento de tratamento mais preciso[83].

Um estudo foi realizado por Meirelles et.al, em 2019, com o objetivo de avaliar a fiabilidade de uma nova técnica para avaliar a mobilidade dentária. Foi pedido a três periodontistas experientes que empurrassem o dente #16 para uma posição vestibular num modelo de typodont com diferentes mobilidades (M1-M2). A posição do dente foi obtida utilizando um scanner intra-oral e as limas foram comparadas num software de metrologia. A mobilidade foi calculada em três pontos de referência nas regiões cervical (C), média (M) e oclusal (O) da superfície vestibular do dente para determinar o desvio linear nos três eixos (x, y e z). A fiabilidade foi determinada pelo coeficiente de correlação intra-classe, as diferenças entre M1 e M2 foram determinadas pelo teste t e a análise de variância (ANOVA) foi utilizada para comparar os dados na região C-M-O). Foram detectadas alterações significativas em todos os eixos nos três pontos de referência, comparando M1 e M2, e foi observada uma alteração proporcional semelhante entre os pontos de referência O-M-C para M1 e M2. Conclusão: Uma nova técnica para avaliar a mobilidade dentária baseada em medições de scanner intra-oral forneceu dados fiáveis numa experiência in vitro.[96]

Foi realizado um estudo por Sorsa et.al, em 2020, com o objetivo de investigar a utilidade de incorporar a metaloproteinase-8 da matriz ativa (aMMP-8) como biomarcador no novo sistema de classificação da periodontite (estádio/grau) apresentado em 2018. Este estudo incluiu 150 adultos gregos com idades compreendidas entre os 25 e os 78 anos, dos quais 74 eram homens e 76 mulheres. Os participantes foram testados com um teste de enxaguamento bucal aMMP-8 no local de atendimento, após o qual foi efectuado um exame clínico completo da boca para avaliar a sua saúde periodontal e oral. Os níveis de aMMP-8 no enxaguatório bucal foram significativamente mais baixos entre os pacientes saudáveis em comparação com os pacientes em estádios e graus de periodontite mais graves (teste de Kruskal-Wallis e teste de Dunn-Bonferroni para comparações post-hoc de pares; $p < 0,01$ e $p <$

0,05, respetivamente). Além disso, os níveis de aMMP-8 estavam menos correlacionados com os níveis de placa do que com a hemorragia à sondagem (BOP) (Spearman's rho = 0,269, p < 0,001; Spearman's rho = 0,586, p < 0,001); respetivamente). Assim, a aMMP-8 foi mais robusta aos efeitos de confusão da higiene oral do que o parâmetro periodontal tradicional de sangramento à sondagem. O teste de enxaguamento bucal aMMP-8 no local de atendimento pode ser utilizado como uma ferramenta de diagnóstico adjuvante e preventiva para identificar a doença periodontal, classificada por estágio e grau, e em curso avaria periodontal na prática clínica em apenas 5 min. Em geral, a integração da aMMP-8 no novo sistema de classificação da periodontite parece ser benéfica[97].

Num estudo de revisão realizado por Steigmann et.al, em 2020, foi explicado que a periodontite é uma doença multifatorial complexa que pode levar à destruição dos tecidos de suporte dos dentes e à subsequente perda de dentes. Os estudos mais recentes sobre o peso global da doença sublinham que a periodontite grave é uma das doenças inflamatórias crónicas mais prevalentes que afectam os seres humanos. O risco de periodontite é atribuído à genética, ao microbioma do hospedeiro e a factores ambientais. Os sistemas empíricos de diagnóstico e prognóstico ainda não foram validados no domínio da periodontia. O diagnóstico e a intervenção precoces evitam a progressão da periodontite na maioria dos pacientes. O aumento da suscetibilidade e o controlo insuficiente dos factores de risco modificáveis podem resultar numa fraca resposta à terapêutica e em recidivas. A resposta imune-inflamatória crónica a biofilmes microbianos na superfície do dente ou do implante dentário está associada a condições sistémicas como doenças cardiovasculares, diabetes ou doenças gastrointestinais. Os biomarcadores baseados em fluidos orais demonstraram fácil acessibilidade e potencial como diagnóstico de doenças orais e sistémicas, incluindo a identificação do SARS-CoV-2 na saliva. Os avanços na biotecnologia conduziram a inovações no domínio do laboratório em pastilha e dos biossensores para interagir com a avaliação de biomarcadores orais. Esta revisão destaca os novos desenvolvimentos na descoberta de biomarcadores orais e a sua validação para aplicação clínica, com vista ao avanço da medicina oral de precisão através de um melhor diagnóstico, prognóstico e estratificação dos doentes. O seu potencial para melhorar os resultados clínicos da periodontite e das doenças crónicas associadas beneficiará a saúde pública geral e dentária[98] .

Um estudo de Ramenjoni et.al, em 2021, foi realizado com o objetivo de avaliar a eficácia dos testes salivares de diagnóstico para determinar o estado periodontal. Concluiu-se que as concentrações de lactoferrina, hemoglobina e leucócitos eram significativamente mais elevadas na saliva estimulada e não estimulada de doentes com periodontite em comparação com doentes saudáveis, enquanto os níveis de fosfatase alcalina eram mais elevados na saliva não estimulada de doentes com periodontite[99]

As doenças periodontais têm sido tradicionalmente diagnosticadas através de exames clínicos e radiográficos, da mesma forma que a avaliação da placa bacteriana utilizando um índice de placa, a inflamação gengival com o índice de sangramento à sondagem, a profundidade da bolsa de sondagem e a perda de inserção clínica. Recentemente, para diagnósticos e tratamentos moleculares mais precisos, são utilizados kits de diagnóstico em consultório[100] .

9. <u>DISCUSSÃO</u>

A prevalência universal das doenças periodontais em todos os grupos etários tornou os países desenvolvidos e em desenvolvimento numa questão preocupante. Foram feitas muitas tentativas ao nível dos serviços preventivos e curativos. Mas o que é importante é o próprio diagnóstico na fase inicial e na fase da doença. Ao longo dos anos, assistiu-se a uma evolução no diagnóstico das doenças periodontais. Passou-se dos métodos tradicionais para procedimentos de diagnóstico mais avançados. Estes desenvolvimentos alteraram a forma como encaramos as doenças periodontais.

As doenças periodontais induzidas pela placa bacteriana são infecções mistas associadas a grupos relativamente específicos de bactérias orais indígenas. A suscetibilidade a estas doenças é altamente variável e depende das respostas do hospedeiro aos agentes patogénicos periodontais. Embora as bactérias causem doenças periodontais inflamatórias induzidas pela placa bacteriana, a progressão e as características clínicas destas doenças são influenciadas por factores adquiridos e genéticos que podem modificar a suscetibilidade à infeção[10].

<u>Abordagem tradicional do diagnóstico:</u>

Apesar da nossa maior compreensão da etiologia e patogénese das infecções periodontais, o diagnóstico e a classificação destas doenças ainda se baseiam quase exclusivamente em avaliações clínicas tradicionais. Para chegar a um diagnóstico periodontal, o dentista deve basear-se em factores como:

1) Presença ou ausência de sinais clínicos de inflamação (por exemplo, hemorragia à sondagem);

2) Sondar as profundezas;

3) Extensão e padrão da perda de fixação clínica e de osso;

4) Historial médico e dentário do doente; e

5) Presença ou ausência de sinais e sintomas diversos, incluindo dor, ulceração e quantidade de placa e cálculo observáveis.

As doenças periodontais induzidas pela placa bacteriana têm sido tradicionalmente divididas em duas categorias gerais com base na ocorrência ou não de perda de inserção: gengivite e periodontite. A gengivite é a presença de inflamação gengival sem perda de inserção de tecido conjuntivo. A periodontite pode ser definida como a presença de inflamação gengival em locais onde se verificou um descolamento patológico das fibras de colagénio do cemento e onde o epitélio juncional migrou apicalmente. Para além disso, os eventos inflamatórios associados à perda de ligação ao tecido conjuntivo também levaram à reabsorção de porções coronais do osso alveolar de suporte do dente[10] .

<u>INFORMAÇÕES DE DIAGNÓSTICO:</u>

Os diagnósticos periodontais são determinados através da análise das informações recolhidas durante um exame periodontal. É então tomada uma decisão relativamente à categoria de doença que está mais estreitamente associada ao estado clínico do paciente. As informações recolhidas rotineiramente durante um exame periodontal incluem dados demográficos (por exemplo, idade, sexo, etc.), história médica, história de problemas periodontais anteriores e actuais, medições da sonda periodontal (ou seja, profundidades de sondagem, perda de inserção clínica, etc.), achados radiográficos e características ou observações clínicas diversas (por exemplo, inflamação gengival, placa/cálculo, mobilidade, problemas oclusais)[10]

AVANÇOS NOS MÉTODOS DE DIAGNÓSTICO TRADICIONAIS:

Na prática clínica, as sondas periodontais convencionais são amplamente utilizadas para obter duas medições importantes: Profundidade de sondagem (PD) e perda de inserção clínica (CAL). A PD é definida como a distância entre a margem gengival e a base da fenda da sonda. CAL é a distância da junção cemento-esmalte até à base da fenda apta para sondagem. As medições da profundidade de sondagem são clinicamente importantes, uma vez que fornecem uma avaliação global útil da profundidade das bolsas periodontais, que são os principais habitats dos agentes patogénicos periodontais. Além disso, as medições da PD podem ser registadas rapidamente e fornecem uma boa avaliação da distribuição dos problemas periodontais num determinado paciente. São um componente essencial de um exame periodontal completo. As medições da CAL, por outro lado, são mais difíceis de medir com exatidão, mas dão uma melhor estimativa global da quantidade de danos no periodonto do que as medições da PD. Em estudos prospectivos, as medições da CAL são o método mais válido para avaliar os resultados do tratamento. Vários estudos indicam que, nas mãos de profissionais experientes, as medições da CAL efectuadas com sondas periodontais convencionais em diferentes visitas são repetíveis com uma precisão de ±1 mm em mais de 90% das vezes[102].

Estão disponíveis vários métodos de sondagem para medir o nível de vinculação clínica ou relativa. Todos eles dependem atualmente de uma série de factores que têm impacto na sua utilização e interpretação. A seleção de um determinado método de sondagem depende da sua aplicação específica num ensaio clínico. Embora as sondas periodontais de segunda e terceira geração sejam atractivas para utilização em ensaios clínicos, a sua utilização deve basear-se em dados objectivos que estabeleçam a superioridade em relação às técnicas de primeira geração. Se uma determinada sonda se revelar prática e resultar num menor erro de medição ou numa medição mais exacta do nível de inserção, essa sonda deve ser selecionada para utilização em ensaios clínicos. Atualmente, nenhuma sonda periodontal disponível no mercado é satisfatória para todos os estudos periodontais[103].

Os novos desenvolvimentos no domínio das sondas periodontais permitem a determinação, sem erros, da profundidade da bolsa e do nível de fixação clínica numa fase muito precoce. O rastreio precoce da doença periodontal está a ganhar importância devido à sua associação com condições sistémicas. Com mais investigação e inovação, o advento de novas sondas sem erros pode resolver os problemas remanescentes e os que ainda estão por resolver[86].

Nas últimas décadas, foram efectuados muitos avanços nos métodos de imagiologia radiográfica das estruturas periodontais. As técnicas avançadas de radiografia digital direta (sem película) e de tomografia computorizada foram desenvolvidas ao ponto de já estarem a ser utilizadas diariamente pelos profissionais. As informações fornecidas pelas radiografias incluem o comprimento da raiz, a forma da raiz, a presença ou ausência de lesões periapicais, a proximidade da raiz e estimativas do osso alveolar remanescente. Embora não seja possível efetuar diagnósticos periodontais válidos apenas com radiografias, estas são um componente essencial de um exame periodontal completo[102].

As radiografias de leitura convencional subestimam habitualmente a quantidade de perda óssea. Além disso, as radiografias tiradas sequencialmente, quando examinadas a olho nu, só são capazes de revelar alterações no osso depois de 30 a 50% do mineral ósseo ter sido reabsorvido[102].

A radiografia de subtração, por outro lado, permite a deteção de alterações na densidade óssea tão baixas como 5%. Embora a radiografia de subtração detecte as alterações depois de estas terem ocorrido, é possível, com esta técnica, detetar alterações muito pequenas no osso alveolar que passariam despercebidas com filmes de leitura convencional. Muitos dos problemas logísticos inicialmente associados à radiografia de subtração estão a ser ultrapassados. Foram desenvolvidos programas de software para corrigir diferenças subtis no contraste, na geometria da projeção e outros erros de repetição. A padronização do posicionamento e da angulação do filme pode ser obtida com o uso de um cefalostato ou de dispositivos de posicionamento feitos sob medida. O desenvolvimento futuro das técnicas de radiografia de subtração promete ter um impacto profundo no diagnóstico das doenças periodontais. É interessante verificar que existe uma concordância de aproximadamente 80% entre os métodos de sondagem e radiográficos na identificação de locais que perderam a inserção[56,102].

Recentemente, a TCFC dentária foi introduzida na periodontologia e a sua precisão de diagnóstico foi verificada na deteção e quantificação de defeitos periodontais em ambientes in-vitro. Numa revisão da TCFC, Kasaj e Willershausen concluíram que a tecnologia é promissora para aplicações periodontais, especialmente nas áreas de defeitos infra-ósseos, defeitos de deiscência e fenestração, quistos periodontais e no diagnóstico de molares envolvidos em furca. Um relatório clínico publicado por Walter et al. sugeriu que a TCFC pode fornecer informações detalhadas sobre o envolvimento da furca em pacientes com periodontite crónica, podendo assim influenciar as decisões no decurso do planeamento do tratamento. Assim, os vários estudos sugerem que as imagens de TCFC têm potencial para substituir as imagens intra-orais na avaliação da arquitetura periodontal. Pode ser uma ferramenta clínica útil e prática para a avaliação das alterações do osso periodontal ao longo do tempo.[88]

A tomografia computorizada de abertura sintonizada (TACT) indicou a superioridade da deteção de sinais que não eram adequadamente visualizados utilizando outras modalidades de imagem disponíveis. A análise de dados num estudo realizado por Webber et al em 1995 para a comparação de imagens de película, digitais directas e de tomografia computorizada de abertura sintonizada para identificar a localização de defeitos da crista em redor de implantes de titânio endósseos sugeriu que as pontuações de precisão da localização eram significativamente superiores para as imagens TACT 3-D do que para as projecções periapicais convencionais, independentemente do modo de visualização. As radiografias em película exigiram significativamente mais tempo por exame do que qualquer uma das alternativas electrónicas investigadas, independentemente da modalidade. Os dados apoiam a opinião de que as alternativas electrónicas à radiografia com película dos implantes dentários endósseos são razoáveis e que

É provável que o TACT seja superior aos métodos actuais para tarefas de diagnóstico que exijam uma análise tridimensional[104] .

A tomografia de coerência ótica é potencialmente um método mais reprodutível e fiável para determinar o nível de fixação do que os métodos de sondagem tradicionais. A imagem do tecido de interesse é obtida sem contacto, utilizando uma sonda concebida para ter um plano focal a uma distância da ponta da sonda. São visualizados os tecidos dentro da profundidade de campo da ótica da sonda. Uma sonda sem contacto não comprime o tecido mole e permite a medição geométrica direta das dimensões do tecido no seu estado natural. Além disso, uma sonda de OCT pode ser concebida com uma distância de focagem curta para a obtenção de imagens por contacto direto, permitindo a colocação de uma sonda sub-milimétrica na superfície do tecido ou mesmo no espaço da bolsa. A literatura sugere que a OCT é um método poderoso para gerar imagens de secção transversal de alta resolução das estruturas orais. No entanto, é necessária mais investigação para verificar o seu papel no diagnóstico periodontal[68] .

Imagiologia de Ressonância Magnética (MRI)

Neste estudo realizado por Probst et al em 2021, as imagens de RM utilizando a sequência 3D T2 STIR revelaram alterações edematosas no osso de suporte dos dentes adjacentes aos defeitos tecidulares induzidos pela periodontite. O tamanho do edema ósseo mostrou uma associação com a profundidade da bolsa periodontal. Isto está de acordo com a atividade inflamatória dentro das bolsas periodontais, que demonstrou estar positivamente correlacionada com a profundidade de sondagem (Zhong et al.) As desvantagens do diagnóstico por RM são os seus custos elevados e a sua disponibilidade limitada. Outro obstáculo ao diagnóstico por RMN são os artefactos de suscetibilidade causados pelo material de restauração. No entanto, foi demonstrado que, apesar de os dentes individuais poderem não ser avaliáveis, os doentes inteiros muito raramente se revelam inadequados para o diagnóstico por RM[105] .

Medicina Nuclear:

A tecnologia de digitalização óssea foi aplicada ao estudo da perda óssea na periodontite. Foi concebido um detetor de radiação portátil em miniatura que mede o radiofármaco que procura o osso em dentes individuais e no local do dente. Jeffcoat et al examinaram a eficácia da BSRU no diagnóstico da atividade da doença periodontal. Uma única medição da BSRU num dente correlacionou-se com a perda óssea radiográfica nos 2 anos seguintes.Técnicas de medicina nuclear para determinar a doençaOs progressos na medicina nuclear para determinar a atividade da doença periodontal são promissores, especialmente em ensaios de investigação, mas não são atualmente aplicáveis à prática clínica[106] .

Absorciometria de I 125: A absorciometria de I 125 permitiu a deteção de flutuações na massa óssea alveolar da crista em casos não tratados de periodontite humana e uma comparação com as alterações mais pequenas, mas estatisticamente significativas, observadas em controlos normais.A mesma quantidade de massa mineral por unidade de área perdida da placa vestibular ou lingual (osso cortical), ou perdida do osso trabecular localizado centralmente, aparecerá como lesões idênticas numa radiografia ou mostrará uma perda de massa comparável por absorciometria de I125, embora o tamanho anatómico dos defeitos seja muito diferente.[71]

A imagiologia por ultra-sons pode visualizar os tecidos periodontais e orais in vivo sem a necessidade de processamento, fixação ou coloração complicados. É rápida e não invasiva. Por conseguinte, a ecografia é uma técnica fácil e reprodutível que tem o potencial de complementar a radiografia convencional no diagnóstico e acompanhamento da doença associada ao periodonto[73] .

Ferramentas alternativas de bio-diagnóstico não invasivo, como a espetroscopia NIR, adquirem espectros in-situ de sítios periodontais específicos. Vários índices inflamatórios obtidos a partir de espectros NIR têm o potencial de identificar sinais precoces de inflamação que conduzem à degradação dos tecidos. Morfologicamente, algumas outras modalidades de imagiologia não invasiva podem ser utilizadas para medir com precisão a DP e avaliar o estado da inserção periodontal, a linha da frente da progressão da doença. Em geral, estes novos métodos complementam-se mutuamente e, juntamente com o exame clínico e radiográfico convencional, são susceptíveis de fornecer meios mais precisos para o diagnóstico da periodontite[70] .

TESTES COMPLEMENTARES DE DIAGNÓSTICO:

Em algumas situações, são efectuadas avaliações qualitativas ou quantitativas suplementares do fluido crevicular gengival (GCF) e da microflora subgengival. Além disso, foi disponibilizado comercialmente um teste genético de suscetibilidade à periodontite crónica. É de salientar que, atualmente, as informações suplementares sobre os componentes do FGC, a microflora subgengival e a suscetibilidade genética não são habitualmente utilizadas pelos médicos para chegar a um diagnóstico, uma vez que a utilidade diagnóstica destas informações não foi validada. De facto, os testes genéticos têm como principal objetivo ajudar na avaliação do risco e não devem ser considerados um teste de diagnóstico. Além disso, o teste para a presença de agentes patogénicos putativos específicos na flora subgengival pode ser útil na identificação de um alvo microbiano da terapia periodontal, mas não fornece informações que sejam utilizadas na determinação de um diagnóstico periodontal[10] .

Os testes complementares de diagnóstico dividem-se em quatro categorias gerais.

Podem ser utilizados para detetar a presença de:

    1) Substâncias associadas a potenciais agentes patogénicos;

2) Enzimas derivadas do hospedeiro;

3) Produtos de degradação dos tecidos; ou

4) Mediador inflamatório

Foram desenvolvidas várias estratégias para detetar substâncias associadas a potenciais periodontopatógenos. Estas incluem

Análises de ADN, apoiadas por Socransky ao utilizar sondas de ADN para examinar a distribuição de espécies subgengivais em indivíduos com diferentes níveis de destruição periodontal em 1990 e Tanner em 1997 ao efetuar um ensaio rápido de sondas de ADN em cadeira de *Bacteroides forsythus* e *Porphyromonas gingivalis*. A aplicação de técnicas de biologia molecular permitiu a análise da diversidade microbiana em amostras ambientais. Foram utilizados vários métodos para detetar possíveis agentes patogénicos periodontais e cariogénicos em amostras clínicas[10].

As técnicas **de PCR** podem substituir com vantagem os procedimentos de diagnóstico convencionais para infecções causadas por diferentes microrganismos. Os procedimentos convencionais baseiam-se no crescimento do agente infecioso em cultura, que pode durar semanas, ou na deteção da sua presença através de anticorpos, utilizando um método relativamente insensível. A técnica de PCR é muito mais sensível e rápida, permitindo a deteção de bactérias. A identificação de estirpes individuais pode ser efectuada através da <u>hibridação posterior do produto da PCR com sondas específicas da espécie. A PCR é</u> também uma ferramenta poderosa para a deteção de vírus presentes nas células hospedeiras. Utilizando sequências de iniciadores correctas, o material de biópsia do corpo humano pode ser testado para detetar a presença de infecções virais latentes. Em medicina dentária, a PCR tem sido utilizada para detetar o papilomavírus humano e o vírus da hepatite C, bem como noutros estudos que sugerem o envolvimento de vírus na etiologia da doença periodontal. São utilizados vários tipos de análises posteriores, tais como: construção de bibliotecas de cDNA, análise de perfis de transcrição de genes, clonagem de novos genes, conclusão da sequência de genes parcialmente sequenciados, mapeamento com enzimas de restrição, hibridação de oligonucleótidos alelo-específicos e geração de modelos para sequenciação de ADN. Neste particular, a sequenciação genómica de microrganismos cariogénicos ou periodontopatogénicos representa um exemplo adicional de potenciais perspectivas de aplicação da PCR em medicina dentária[107].

O objetivo geral de todas estas abordagens é detetar a presença de

bactérias potencialmente patogénicas em amostras de placa subgengival. Têm a vantagem de não exigir a recolha e preservação de bactérias viáveis. A maioria destes testes pode identificar de forma fiável os locais que albergam determinados agentes patogénicos putativos, fornecendo assim informações sobre potenciais alvos terapêuticos. Por exemplo, se os locais recentemente tratados continuarem a albergar níveis elevados de agentes patogénicos, é razoável concluir que poderá ser necessária uma terapia adicional. Nesses casos, os testes podem ser utilizados para monitorizar ou avaliar o ponto final ou
eficácia da terapêutica, sendo o resultado ideal um teste negativo para os presumíveis agentes patogénicos.

Uma desvantagem dos testes microbiológicos existentes que não cultivam as bactérias é que foram concebidos para detetar apenas um número limitado de agentes patogénicos. Não conseguem distinguir entre clones virulentos e clones não virulentos de potenciais agentes patogénicos. Outra desvantagem é a sua incapacidade de fornecer qualquer informação sobre a sensibilidade aos antibióticos das bactérias infectantes. A única forma conhecida de determinar a suscetibilidade aos antibióticos dos agentes patogénicos suspeitos é através da análise cultural e do teste de sensibilidade da flora subgengival.

Numa análise comparativa com os métodos tradicionais de cultura para a deteção de microrganismos, estas técnicas apresentam vantagens devido à sua rapidez, elevada especificidade e alta sensibilidade. Os testes de PCR qualitativos, embora altamente sensíveis e específicos, não fornecem informações exactas sobre o número de bactérias identificadas, e esta informação pode ser crucial no diagnóstico clínico. Os dados da investigação, embora limitados, mostram claramente uma associação entre uma contagem bacteriana mais elevada e a ocorrência e gravidade da doença. A mera presença de um agente patogénico bacteriano tem, por conseguinte, um valor limitado como adjuvante do diagnóstico clínico e do planeamento do tratamento.

A cultura, a análise de checkerboard e a PCR quantitativa em tempo real requerem instalações laboratoriais sofisticadas e são de mão de obra intensiva, o que as torna dispendiosas para utilização em diagnósticos clínicos de rotina. Os testes PCR padrão e outros métodos microbiológicos periodontais de fácil utilização baseados em tecnologias imunitárias ou moleculares têm uma capacidade limitada de quantificação exacta e estão limitados às bactérias-alvo, o que limita a sua validade diagnóstica para utilização clínica.

Apenas a cultura bacteriana permite o estudo das susceptibilidades antibacterianas e a deteção de bactérias inesperadas, enquanto a PCR e outras técnicas moleculares permitiriam a deteção de microrganismos não cultiváveis. Até à data, não existe um diagnóstico microbiano ideal para uso clínico adjuvante em periodontia. A cultura bacteriana continua a ser o padrão de ouro. No entanto, a tecnologia de PCR quantitativa melhorada pode ter um papel importante no futuro, depois de ter sido totalmente validada com ensaios clínicos bem concebidos e de os seus custos terem sido reduzidos com mais tecnologia disponível.

Uma série de enzimas, produtos de degradação dos tecidos e mediadores inflamatórios são libertados das células e tecidos do hospedeiro durante o desenvolvimento e progressão das infecções periodontais. Algumas destas substâncias têm sido sugeridas como possíveis marcadores para a deteção de lesões periodontais em progressão. As enzimas derivadas do hospedeiro <u>que receberam mais atenção a este respeito são: a aspartato</u> aminotransferase, apoiada por Chambers et al em 1991, que efectuou um estudo longitudinal sobre a aspartato aminotransferase no fluido crevicular gengival humano; Nakashima et al. em 1996, efectuando um estudo longitudinal de vários componentes do fluido crevicular como marcadores da atividade da doença periodontal e por Persson et al em 1995, num ensaio clínico multicêntrico do PerioGard™ na distinção entre locais periodontais doentes e saudáveis. A fosfatase alcalina foi apoiada por Nakashima et al. em 1994, num estudo sobre a osteocalcina e a fosfatase alcalina da prostaglandina no fluido crevicular gengival. Os produtos de degradação dos tecidos no FGC que foram sugeridos como possíveis marcadores de lesões periodontais em progressão incluem os glicosaminoglicanos.

O único teste baseado no hospedeiro para a suscetibilidade à periodontite que está atualmente disponível para os médicos é um teste genético para polimorfismos no grupo de genes da interleucina1 (IL-1). O grupo de genes da IL-1 inclui os genes IL-1A, IL-1B e IL-1RN que codificam a IL-1a, a IL-ie e o antagonista do recetor da IL-1 (IL-1ra), respetivamente, o que torna o exame uma mais-valia no diagnóstico das doenças periodontais.

Assim, o conhecimento do advento de tantos métodos de diagnóstico mais recentes deve dar vantagem aos clínicos com a precaução de os utilizarem judiciosamente com o objetivo de melhorar a saúde do doente.

10. CONCLUSÃO:

Nas últimas duas décadas, tem-se verificado uma tendência de crescimento constante no desenvolvimento de ferramentas para monitorizar a periodontite. Desde medições físicas, como a sondagem periodontal, até sofisticadas análises de suscetibilidade genética e ensaios moleculares para a deteção de biomarcadores nos diferentes estádios da doença, têm-se registado melhorias substanciais na compreensão dos mediadores implicados na iniciação e progressão da periodontite. Simultaneamente, este processo evolutivo promoveu a descoberta de novos biomarcadores e o desenvolvimento de novas abordagens terapêuticas, utilizando principalmente a modulação do hospedeiro. Embora estejam a ser feitos grandes progressos no que diz respeito ao desenvolvimento de testes de diagnóstico, continua a haver uma grande necessidade de investigações longitudinais bem concebidas a longo prazo e de estudos clínicos controlados de tratamento. O diagnóstico periodontal, que, apesar dos rápidos avanços no conhecimento, ainda permanece no século XX, e baseia-se em procedimentos de exame clínico subjetivo, que consomem muito tempo e são mal implementados na prática dentária geral. Apesar da investigação extensiva, ainda não dispomos de um teste de diagnóstico comprovado que tenha um elevado valor preditivo para a progressão da doença, que tenha um impacto comprovado na incidência e prevalência da doença e que seja simples, seguro e económico.

Bibliografia:

1. Chapple IL. Diagnóstico e tratamento periodontal - onde está o futuro? Periodontol2000. 2009;51: 9-24. doi: 10.1111/j.1600-0757.2009.00319.x. PMID: 19878466.

2. Parsegian K, Ayilavarapu S, Patel T, Henson HA, Angelov N. Flowcharts improve periodontal diagnosis by dental and dental hygiene students. Can J Dent Hyg. 2021 Oct 1;55(3):137-147. PMID: 34925514; PMCID: PMC8641549.

3. Newmann MG, Takei HH, Klokkevold PR, Carranza FA.10th edition. Carranza's Clinical Periodontology.Saunders Company 2006,241,579600

4. Kornman KS. Testes de diagnóstico e prognóstico para doenças orais: aplicações práticas. J Dent Educ. 2005 May;69(5):498-508. PMID: 15897332.

5. Sahingur SE, Cohen RE. Análise das respostas do hospedeiro e do risco de progressão da doença. Periodontol 2000. 2004;34:57-83. doi: 10.1046/j.0906-6713.2002.003425.x. PMID: 14717856.

6. Taba M Jr, Kinney J, Kim AS, Giannobile WV. Diagnostic biomarkers for oral and periodontal diseases (Biomarcadores de diagnóstico para doenças orais e periodontais). Dent Clin North Am. 2005 Jul;49(3):551-71, vi. doi: 10.1016/j.cden.2005.03.009. PMID: 15978241; PMCID: PMC2580776.

7. Chapple IL. Diagnóstico da doença periodontal: situação atual e desenvolvimentos futuros. J Dent. 1997 Jan;25(1):3-15. doi: 10.1016/s0300-5712(95)00118-2. PMID: 9080734.

8. Tenenbaum HC, Tenenbaum H, Zohar R. Future treatment and diagnostic strategies for periodontal diseases. Dent Clin North Am. 2005 Jul;49(3):677-94, viii. doi: 10.1016/j.cden.2005.03.006. PMID: 15978247.

9. Christodoulides N, Floriano PN, Miller CS, Ebersole JL, Mohanty S, Dharshan P, Griffin M, Lennart A, Ballard KL, King CP Jr, Langub MC, Kryscio RJ, Thomas MV, McDevitt JT. Lab-on-a-chip methods for point- of-care measurements of salivary biomarkers of periodontitis. Ann N Y Acad Sci. 2007 Mar;1098:411-28. doi: 10.1196/annals.1384.035. PMID: 17435146.

10. Comité de Investigação, Ciência e Terapia. Documento de posição: Diagnóstico das Doenças Periodontais. J Periodontol. 2003 Aug;74 (8):1237-1247.doi: 10.1902/jop.2003.74.8.1237. PMID: 29539063

11. Kinane DF, Stathopoulou PG, Papapanou PN. Doenças periodontais. Nat Rev Dis Primers. 2017 Jun 22;3:17038. doi: 10.1038/nrdp.2017.38. PMID: 28805207.

12. Mehrotra N, Singh S. Periodontitis. [Atualizado a 1 de maio de 2023]. Em: StatPearls [Internet]. Treasure Island (FL): StatPearls Publishing; 2023 Jan. Disponível em: https://www.ncbi.nlm.nih.gov/books/NBK541126/

13. https://www.cdc.gov/oralhealth/conditions/periodontal-disease.html

14. Luis Munoz-Carrillo J, Elizabeth Hernandez-Reyes V, Eduardo Garda- Huerta O, Chavez-Ruvalcaba F, Isabel Chavez-Ruvalcaba M, Mariana Chavez-Ruvalcaba K, et al. Patogénese da doença periodontal

[Internet]. Doença periodontal - Considerações diagnósticas e adjuvantes não cirúrgicos. IntechOpen; 2020. Disponível em : http://dx.doi.org/10.5772/intechopen.86548

15. Greenstein G. Avanços no diagnóstico da doença periodontal. Int J Periodontics Restorative Dent. 1990;10(5):350-75. PMID: 2098359.

16. Nazir MA. Prevalência da doença periodontal, sua associação com doenças sistémicas e prevenção. Int J Health Sci (Qassim). 2017 Apr- Jun;11(2):72-80. PMID: 28539867; PMCID: PMC5426403

17. Reners, M., &Brecx, M. (2007). Stress e doença periodontal. *International Journalof DentalHygiene , 5(4), 199 204.* doi:10.1111/j.1601-5037.2007.00267.x

18. Nociti, F. H., Nogueira-Filho, G. R., Tramontina, V. A., Naval Machado, M. A., Barros, S. P., Sallum, E. A., &Sallum, A. W. (2001). *Avaliação histométrica do efeito da administração de nicotina na degradação periodontal: um estudo in vivo. Journal of Periodontal Research, 36(6), 361-366.* doi:10.1034/j.1600-0765.2001.360603.x

19. Axelsson, P., Lindhe, J., & Nystrom, B. (1991). *Sobre a prevenção da cárie e da doença periodontal. Resultados de um estudo longitudinal de 15 anos em adultos. Jornal de Periodontologia Clínica, 18(3), 182 189.* doi:10.1111/j.1600-051x.1991.tb01131.x

20. GRODSTEIN, F., COLDITZ, G. A., & STAMPFER, M. J. (1996). *USO DE HORMONAS NA PÓS-MENOPAUSA E PERDA DE DENTES: UM* ESTUDO PROSPECTIVO. The Journal of the American Dental *Association, 127(3), 370-377.* doi:10.14219/jada.archive.1996.0208

21. Chapple, I. L. C., & Genco, R. (2013). *Diabetes e doenças periodontais: relatório de consenso do Workshop Conjunto EFP/AAP sobre Periodontite e Doenças Sistémicas. Journal of Periodontology, 84(4-s), S106-S112.* doi:10.1902/jop.2013.1340011

22. Segerstrom, S. C., & Miller, G. E. (2004). *Stress psicológico e o sistema imunitário humano: A Meta-Analytic Study of 30 Years of Inquiry. Psychological Bulletin, 130(4), 601-630.* doi:10.1037/0033-2909.130.4.601

23. Janket, S.-J., Baird, A. E., Chuang, S.-K., & Jones, J. A. (2003). Meta-análise da doença periodontal e risco de doença coronária e acidente vascular cerebral. Oral Surgery, Oral Medicine, Oral Pathology, Oral Radiology, and Endodontology, 95(5), 559-569. doi:10.1067/moe.2003.107

24. Gurav AN. Periodontite e resistência à insulina: relação casual ou causal? Diabetes Metab J. 2012 Dec;36(6):404-11. doi: 10.4093/dmj.2012.36.6.404. Epub 2012 Dec 12. PMID: 23275933; PMCID: PMC3530710.

25. Zeng XT, Tu ML, Liu DY, Zheng D, Zhang J, Leng W. Periodontal disease and risk of chronic obstructive pulmonary disease: a metaanalysis of observational studies. PLoS One. 2012;7(10):e46508. doi: 10.1371/journal.pone.0046508. Epub

2012 Oct 19. PMID: 23094025; PMCID: PMC3477163.

26. Fisher MA, Taylor GW. Um modelo de previsão para a doença renal crónica inclui a doença periodontal. J Periodontol. 2009 Jan;80(1):16-23. doi: 10.1902/jop.2009.080226. PMID: 19228085; PMCID: PMC2649736.

27. Fitzpatrick SG, Katz J. The association between periodontal disease and cancer: a review of the literature. J Dent. 2010 Feb;38(2):83-95. doi: 10.1016/j.jdent.2009.10.007. Epub 2009 Nov 4. PMID: 19895866.

28. Kamer AR, Pirraglia E, Tsui W, Rusinek H, Vallabhajosula S, Mosconi L, Yi L, McHugh P, Craig RG, Svetcov S, Linker R, Shi C, Glodzik L, Williams S, Corby P, Saxena D, de Leon MJ. A doença periodontal está associada a uma maior carga amiloide cerebral em idosos normais. Neurobiol Aging. 2015Feb;36(2):627-33. doi:
10.1016/j.neurobiolaging.2014.10.038. Epub 2014 Nov 5. PMID: 25491073; PMCID: PMC439997

29. Caton JG, Armitage G, Berglundh T, Chapple ILC, Jepsen S, Kornman KS, Mealey BL, Papapanou PN, Sanz M, Tonetti MS. A new classification scheme for periodontal and peri-implant diseases and conditions - Introduction and key changes from the 1999 classification. J Clin Periodontol. 2018 Jun;45 Suppl 20:S1-S8. doi: 10.1111/jcpe.12935. PMID: 29926489.

30. Marya, CM, A Textbook of Public Health Dentistry (Livro de texto de odontologia de saúde pública). Jaypee Brothers Medical Publishers Pvt. Limited 2011.

31. Roberts, A., Milward, M. R. e Harrison, P. (2021) 'Periodontitis: implementation tools for daily practice', Journal of The Irish Dental Association, 67 (1), pp. 20-24.Dye, B. A. (2011). Global periodontal
epidemiologia da doença. Periodontologia 2000,   *58(1), 10*
25. doi:10.1111/j.1600-0757.2011.00413.x

32. Papapanou PN, Sanz M, et al. Periodontite: Relatório de consenso do Grupo de Trabalho 2 do Workshop Mundial de 2017 sobre a Classificação de Doenças e Condições Periodontais e Peri-Implantares. J Periodontol. 2018;89 (Suppl 1):S173-S

33. https://www.who.int/news-room/fact-sheets/detail/oral-health

34. Maraga Edith e AkamaGladys "Epidemiology of Periodontal Diseases: Uma Revisão Sistemática". Arquivos Científicos de Ciências Dentárias 2.12 (2019): 86-88

35. Nazir M, Al-Ansari A, Al-Khalifa K, Alhareky M, Gaffar B, Almas K. Prevalência Global da Doença Periodontal e Falta da sua Vigilância. ScientificWorldJournal. 2020May28;2020:2146160.   doi: 10.1155/2020/2146160. PMID: 32549797; PMCID: PMC7275199.

36. Corbet, E. F., & Leung, W. K. (2011). *Epidemiologia da periodontite nas regiões da Ásia e da Oceania. Periodontologia 2000, 56(1), 2564.* doi:10.1111/j.1600-0757.2010.00362.x

37. Janakiram, C., Venkitachalam, R., & Mehta, A. (2020). *Prevalência de doença periodontal entre adultos na Índia: Uma revisão sistemática e meta-análise. Jornal de Biologia Oral e Pesquisa Craniofacial.* doi: 10.1016 / j.jobcr.2020.10.016

38. Fletcher RH, Fletcher SW, Wagner EH: Clinical epidemiology: the essentials, Baltimore, 1988, Williams & Wilkins, p 246

39. . Greenstein G, Caton J, Polson AM: Histologic characteristics associated with bleeding after probing and visual signs of inflammation, J Periodontol 52:420, 1981.

40. Polson AM, Caton JG: Estado atual da hemorragia no diagnóstico das doenças periodontais, J Periodontol 56(suppl 11):1, 1985.

41. Lang NP, Nyman S, Senn C, et al: Bleeding on probing as it relates to probing pressure and gingival health, J Clin Periodontol 18:257, 1991.

42. . Haffajee AD, Socransky SS, Goodson JM: Clinical parameters as predictors of destructive periodontal activity, J Clin Periodontol 10:257, 1983.

43. Bergstrom J, Bostrom L: Tobacco smoking and periodontal haemorrhagic responsiveness, J Clin Periodontol 28:680, 2001.

44. . Palmer RM, Scott DA, Meekin TN, et al: Potential mechanisms of susceptibility to periodontitis in tobacco smokers, J Periodontal Res 34:363, 1999.

45. Kung RT, Ochs B, Goodson JM: Temperature as a periodontal diagnostic, J Clin Periodontol 17:557, 1990.

46. Haffajee AD, Socransky SS, Goodson JM: Subgingival temperature: relation to future periodontal attachment loss, J Clin Periodontol 19:409, 1992.

47. Trikilis N, Rawlinson A, Walsh TF: Profundidade de sondagem periodontal e temperatura subgengival em fumadores e não fumadores, J Clin Periodontol 26:38, 1999.

48. Listgarten MA, Mao R, Robinson PJ: Sondagem periodontal e a relação da ponta da sonda com os tecidos periodontais, J Periodontol 47:511, 1976.

49. . Magnusson I, Listgarten MA: Avaliação histológica da profundidade de sondagem após tratamento periodontal, J Clin Periodontol 7:26, 1980.

50. Kalkwarf KL, Kahldal WD, Patil KD: Comparação da sondagem periodontal manual e controlada por pressão, J Periodontol 57:467, 1986.

51. Parakkal PF: Actas do workshop sobre avaliação quantitativa de doenças periodontais através de técnicas de medição física, J Dent Res 58:547, 1979.

52. Gibbs RA: DNA amplification by the polymerase chain reaction, Anal Chem 62:1202, 1990.

53. Perry DA, Taggart EJ, Leung A, et al: Comparação de uma sonda convencional com sondas electrónicas e manuais reguladas por pressão, J Periodontol 65:908, 1994.

54. Haffajee AD, Socransky SS, Goodson JM: Comparações de diferentes análises de dados para detetar alterações no nível de fixação, J Clin Periodontol 10:298, 1983.

55. Jeffcoat MK, Jeffcoat RL, Jens SC, et al: Uma nova sonda periodontal com

deteção automática da junção cemento-esmalte, J Clin Periodontol 13:276, 1986.

56. Jeffcoat MK, Reddy MS. Uma comparação de métodos de sondagem e radiográficos para a deteção da progressão da doença periodontal. CurrOpin Dent 1991;1:45-51

57. Preshaw PM, Kupp L, Hefti AF, et al: Medição dos níveis de fixação clínica utilizando uma sonda periodontal de força constante modificada para detetar a junção cemento-esmalte, J Clin Periodontol 26:434, 1999.

58. Jeffcoat MK, Wang IC, Reddy MS. Diagnóstico radiográfico em periodontia. Periodontol 2000. 1995 Feb;7:54-68. doi: 10.1111/j.1600- 0757.1995.tb00036.x. PMID: 9567930.

59. Jeffcoat, M. K. (1992). Métodos Radiográficos para a Deteção de *Perda Óssea Alveolar Progressiva. Journal of Periodontology, 63(4s), 367372.*

60. Mol A. Métodos de imagiologia em periodontologia. Periodontol 2000. 2004;34:34-48. doi: 10.1046/j.0906-6713.2003.003423.x. PMID: 14717854.

61. Rakhewar, Purshottam S et al. "Advanced Diagnostic Imaging in Periodontal Diseases: Uma Revisão". (2019).

62. Grondahl HG, Grondahl K. Radiografia de subtração para o diagnóstico de lesões ósseas periodontais. Oral Surg Oral Med Oral Pathol. 1983 Feb;55(2):208-13. doi: 10.1016/0030-4220(83)90180-9. PMID: 6340017.

63. Hekmatian, Ehsan & Sharif, S &Khodaeian, Niloufar. (2005). Revisão da literatura Digital Subtraction Radiography in Dentistry. Revista de investigação dentária. 2.

64. Brdgger D. Pasquali L. Rylander H, Carnes D e Kornman KS: Análise de imagem densilométrica assistida por computador em radiografia periodontal. Um estudo metodológico. J Clin Periodontol 1988; 15: 2737.

65. Nair MK, Seyedain A, Agarwal S, Webber RL, Nair UP, Piesco NP, Mooney MP, Grondahl HG. Tomografia computorizada de abertura sintonizada para avaliar a cicatrização óssea. J Dent Res. 2001 Jul;80(7):1621-4. doi: 10.1177/00220345010800070501. PMID: 11597021; PMCID: PMC4950925.

66. White SC, Pharoah MJ. A evolução e aplicação das modalidades de imagiologia maxilofacial dentária. Dent Clin North Am. 2008 Oct;52(4):689-705, v. doi: 10.1016/j.cden.2008.05.006. PMID: 18805224.

67. Frederiksen NL.Técnicas radiográficas especializadas, em White SC e Pharoah MI.5th edition.:Principles and interpretation.Mosby2004.245-264

68. Agrawal, Pallavi &Sanikop, Sheetal & Patil, Suvarna. (2012). Novos desenvolvimentos em ferramentas para o diagnóstico periodontal. Revista internacional de medicina dentária. 62. 57-64. 10.1111/j.1875-595X.2011.00099.x.

69. van Daatselaar AN, Dunn SM, Spoelder HJ, Germans DM, Renambot L, Bal HE, van der Stelt PF. Viabilidade da TC local dos tecidos dentários. DentomaxillofacRadiol. 2003May ;32(3):173-80. doi:

10.1259/dmfr/28402359. PMID: 12917283.

70. Xiang X, Sowa MG, Iacopino AM, Maev RG, Hewko MD, Man A, Liu KZ. Uma atualização sobre novas abordagens não-invasivas para o diagnóstico periodontal. JPeriodontol. 2010Feb;81(2):186-98. doi: 10.1902/jop.2009.090419. PMID: 20151796.

71. Chakrapani S, Sirisha K, Srilalitha A, Srinivas M. Choice of diagnostic and therapeutic imaging in periodontics and implantology. J Indian Soc Periodontol. 2013 Nov;17(6):711-8. doi: 10.4103/0972-124X.124474. PMID: 24554878; PMCID: PMC3917198.

72. Bains VK, Mohan R, Bains R. Aplicação de ultra-sons em periodontia: Parte I. J Indian Soc Periodontol. 2008 maio;12(2):29-33. doi: 10.4103/0972-124X.44087. PMID: 20142941; PMCID: PMC2813558.

73. Bains VK, Mohan R, Bains R. Aplicação de ultra-sons em periodontia: Parte II. J Indian Soc Periodontol. 2008 Sep;12(3):55-61. doi: 10.4103/0972-124X.44096. PMID: 20142946; PMCID: PMC2813560

74. Ghorayeb SR, Bertoncini CA, Hinders MK. Ultrassonografia em odontologia. IEEE Trans UltrasonFerroelectr Freq Control. 2008;55(6):1256-66. doi: 10.1109/TUFFC.2008.788. PMID: 18599413..

75. Elashiry M, Meghil MM, Arce RM, Cutler CW. Da sondagem periodontal manual à imagiologia digital 3-D e à capilaroscopia endoscópica: Avanços recentes no diagnóstico da doença periodontal. J Periodontal Res. 2019 Feb;54(1):1-9. doi: 10.1111/jre.12585. Epub 2018 Jul 4. PMID: 29974960.

76. Yoshida, Akihiro &Ansai, Toshihiro. (2012). Diagnóstico microbiológico para doenças periodontais. 10.5772/26482.

77. Sanz M, Lau L, Herrera D, Morillo JM, Silva A: Métodos de deteção de Actinobacillusactinomycetemcomitans, Porphyromonas gingivalis e Tannerella forsythensis em microbiologia periodontal, com especial ênfase em técnicas moleculares avançadas: uma revisão. J Clin Periodontol 2004; 31: 1034-1047. doi: 10.1111/j.1600-051X.2004.00609.x

78. Paster BJ, Dewhirst FE. Diagnóstico microbiano molecular. Periodontol 2000. 2009;51:38-44. doi: 10.1111/j.1600-0757.2009.00316.x. PMID: 19878468; PMCID: PMC3070264.

79. Kaufman E, Lamster IB: Análise da saliva para o diagnóstico periodontal. Uma revisão. J Clin Periodontol 2000; 27: 453-465. C Munksgaard, 2000

80. Zhou H, McCombs GB, Darby ML, Marinak K. Sulphur by-product: the relationship between volatile sulphur compounds and dental plaque- induced gingivitis. J Contemp Dent Pract. 2004 May 15;5(2):27-39. PMID: 15150632.

81. Lamster IB, Grbic JT. Diagnóstico da doença periodontal baseado na análise da resposta do hospedeiro. Periodontol 2000. 1995 Feb;7:83-99. doi: 10.1111/j.1600-0757.1995.tb00038.x. PMID: 9567932.

82. Reinhardt RA, Stoner JA, Golub LM, Lee HM, Nummikoski PV, Sorsa T, Payne JB. Association of gingival crevicular fluid biomarkers during periodontal

maintenance with subsequent progressive periodontitis. J Periodontol. 2010 Feb;81(2):251-9. doi: 10.1902/jop.2009.090374. PMID: 20151804; PMCID: PMC2822998.

83. Giannobile WV, Beikler T, Kinney JS, Ramseier CA, Morelli T, Wong DT. A saliva como ferramenta de diagnóstico da doença periodontal: estado atual e direcções futuras. Periodontol 2000. 2009;50:52-64. doi: 10.1111/j.1600-0757.2008.00288.x. PMID: 19388953; PMCID: PMC5695225.

84. Embery G, Waddington R. Gingival crevicular fluid: biomarkers of periodontal tissue activity. Adv Dent Res. 1994 Jul;8(2):329-36. doi: 10.1177/08959374940080022901. PMID: 7865094.

85. Snyder B, Ryerson CC, Corona H, Grogan EA, Reynolds HS, Contestable PB, Boyer BP, Mayer J, Mangan T, Norkus N, Zambon JJ, Genco RJ. Analytical performance of an immunologic-based periodontal bacterial test for simultaneous detection and differentiation of Actinobacillus actinomycetemcomitans, Porphyromonas gingivalis, and Prevotella intermedia. J Periodontol. 1996 maio;67(5):497-505. doi: 10.1902/jop.1996.67.5.497. PMID: 8724708

86. Hefti AF. Sondagem periodontal. Revisões Críticas em Biologia Oral e Medicina. 1997;8(3):336-356. doi:10.1177/10454411970080030601

87. Tsiolis FI, Needleman IG, Griffiths GS: Ultrassonografia periodontal. J Clin Periodontal 2003; 30: 849-854. r Blackwell Munksgaard, 2003.

88. Nair MK, Bezik J. Tomografia computorizada de abertura sintonizada para a deteção de defeitos ósseos alveolares médios-bucais/lingual induzidos. J Periodontol. 2006 Nov;77(11):1833-8. doi: 10.1902/jop.2006.050452. PMID: 17076608.

89. Barendregt DS, van der Velden U, Timmerman MF, Bulthuis HM, van der Weijden F. Deteção da junção cemento-esmalte com três sondas diferentes: um modelo "in vitro". J Clin Periodontol 2009; 36: 212218. doi: 10.1111/j.1600-051X.2008.01360.x.

90. Corbet EF, Ho DK, Lai SM. Radiografias no diagnóstico e tratamento da doença periodontal. Aust Dent J. 2009 Sep;54 Suppl 1:S27-43. doi: 10.1111/j.1834-7819.2009.01141.x. PMID: 19737266.

91. Liu KZ, Xiang XM, Man A, Sowa MG, Cholakis A, Ghiabi E, Singer DL, Scott DA. Determinação in vivo de múltiplos índices de inflamação periodontal por espetroscopia ótica. J Periodontal Res. 2009 Feb;44(1):117-24. doi: 10.1111/j.1600-0765.2008.01112.x.Epub 2008 Oct 7. PMID: 18973538; PMCID: PMC2695504.

92. Sorsa T, Hernandez M, Leppilahti J, Munjal S, Netuschil L, Mantyla P. Deteção dos níveis de MMP-8 do fluido crevicular gengival com diferentes métodos laboratoriais e de cadeira. Oral Dis. 2010 Jan;16(1):39-45. doi: 10.1111/j.1601-0825.2009.01603.x.Epub 2009 Jul 8. PMID: 19627514.

93. Zhang L, Henson BS, Camargo PM, Wong DT. The clinical value of salivary biomarkers for periodontal disease (O valor clínico dos biomarcadores salivares

para a doença periodontal). Periodontol 2000. 2009;51:25-37. doi: 10.1111/j.1600-0757.2009.00315.x. PMID: 19878467.

94. Ramachandra SS, Mehta DS, Sandesh N, Baliga V, Amarnath J. Sistemas de sondagem periodontal: uma revisão do equipamento disponível. Compend Contin Educ Dent. 2011 Mar;32(2):71-7. PMID: 21473303.

95. Dorairaj, Jayachandran. (2016). Técnicas de Imagem em Periodontia: Um artigo de revisão. 7. 739-747.

96. Meirelles, Luiz & Siqueira, Rafael &Garaicoa-Pazmino, Carlos & Yu, Shan-Huey & Chan, Hsun-Liang & Wang, Hom-Lay. (2019). Avaliação quantitativa da mobilidade dentária baseada em medições de scanner intra-oral. Journal of Periodontology. 91. 10.1002/JPER.19-0282.

97. Sorsa T, Alassiri S, Grigoriadis A, Raisanen IT, Parnanen P, Nwhator SO, Gieselmann DR, Sakellari D. Active MMP-8 (aMMP-8) as a Grading and Staging Biomarker in the Periodontitis Classification. Diagnostics (Basel). 2020 Jan 22;10(2):61. doi: 10.3390/diagnostics10020061. PMID :31979091; PMCID: PMC7168924.

98. Steigmann L, Maekawa S, Sima C, Travan S, Wang C-W e Giannobile WV (2020) Tecnologias de identificação de biomarcadores de biossensores e de laboratório em chip para doenças orais e periodontais. Front. Pharmacol. 11:588480. doi: 10.3389/fphar.2020.58848

99. Ramenzoni, L.L.; Lehner, M.P.; Kaufmann, M.E.; Wiedemeier, D.; Attin, T.; Schmidlin, P.R. Métodos de diagnóstico oral para a deteção de doença periodontal. Diagnostics 2021, 11, 571. https://doi.org/ 10.3390/diagnostics1103057

100. Mani A, Anarthe R, Marawar PP, Mustilwar RG, Bhosale A. Kits de diagnóstico: Um auxiliar no diagnóstico periodontal. J Dent Res Rev 2016;3:107-13

101. Armitage GC. Avaliação clínica das doenças periodontais. Periodontol2000. 1995Feb;7:39-53. doi: 10.1111/j.1600-0757.1995.tb00035.x. PMID: 9567929.

102. Greenstein, G. (1997). Interpretação contemporânea da sondagem Avaliações de profundidade: Implicações Diagnósticas e Terapêuticas. Uma *revisão da literatura. Journal of Periodontology, 68(12), 11941205.* doi:10.1902/jop.1997.68.12.1194

103. Reddy MS. A utilização de sondas e radiografias periodontais em ensaios clínicos de testes de diagnóstico. Ann Periodontol. 1997 Mar;2(1):113-22. doi: 10.1902/annals.1997.2.1.113. PMID: 9151548.

104. Webber RL, Horton RA, Underhill TE, Ludlow JB, Tyndall DA. Comparação de imagens de tomografia computorizada de filme, digital direta e de abertura sintonizada para identificar a localização de defeitos da crista em redor de implantes de titânio endósseos. Oral Surg Oral Med Oral Pathol Oral RadiolEndod. 1996Apr ;81(4):480-90. doi: 10.1016/s1079-

2104(96)80029-1. PMID: 8705598.

105. Probst M, Burian E, Robl T, Weidlich D, Karampinos D, Brunner T, Zimmer C, Probst FA, Folwaczny M. Magnetic resonance imaging as a diagnostic tool for periodontal disease: Um estudo prospetivo com correlação com achados clínicos padrão - Existe valor acrescentado? J Clin Periodontol. 2021 Jul;48(7):929-948. doi: 10.1111/jcpe.13458. Epub 2021 maio 3. PMID: 33745132.

106. Williams RC, Howell TH. Novas tecnologias para o diagnóstico da doença periodontal. J Prosthet Dent. 1993 Jun;69(6):551-7. doi: 10.1016/0022-3913(93)90279-w. PMID: 8320638.

107. Santos CF, Sakai VT, Machado MA, Schippers DN, Greene AS. Transcrição reversa e reação em cadeia da polimerase: princípios e aplicações em medicina dentária. J Appl Oral Sci. 2004 Mar;12(1):1-11. doi: 10.1590/s1678-77572004000100002. PMID: 21365144.

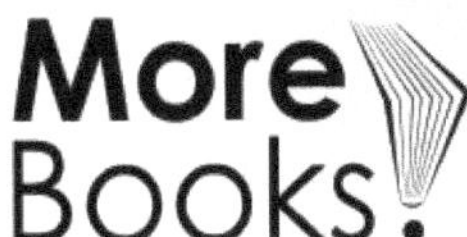

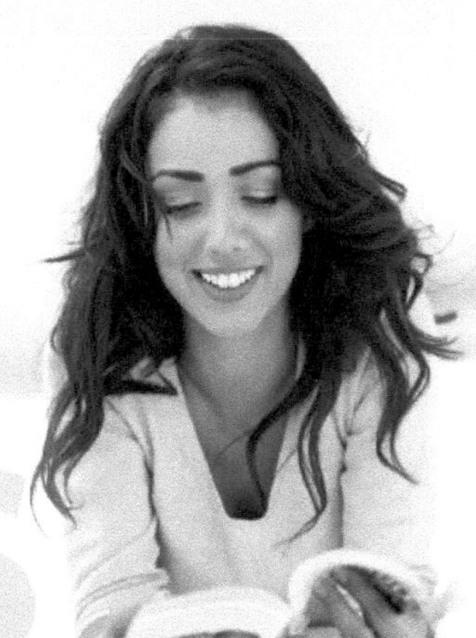

I want morebooks!

Buy your books fast and straightforward online - at one of world's fastest growing online book stores! Environmentally sound due to Print-on-Demand technologies.

Buy your books online at
www.morebooks.shop

Compre os seus livros mais rápido e diretamente na internet, em uma das livrarias on-line com o maior crescimento no mundo! Produção que protege o meio ambiente através das tecnologias de impressão sob demanda.

Compre os seus livros on-line em
www.morebooks.shop

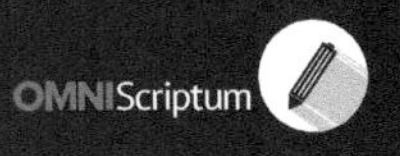

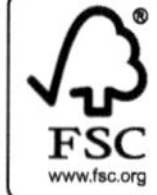

Printed by Books on Demand GmbH, Norderstedt / Germany